Énergie & Sérénité

W0270661

CHRISTIANE WOLFF

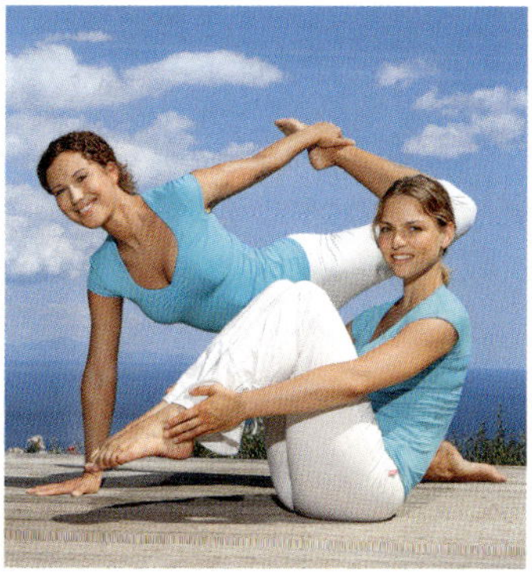

Yoga Pilates

- Raffermissez votre silhouette en douceur
- Améliorez votre souplesse et votre posture
- Entraînez-vous avec votre coach grâce au DVD inclus

VIGOT

SOMMAIRE

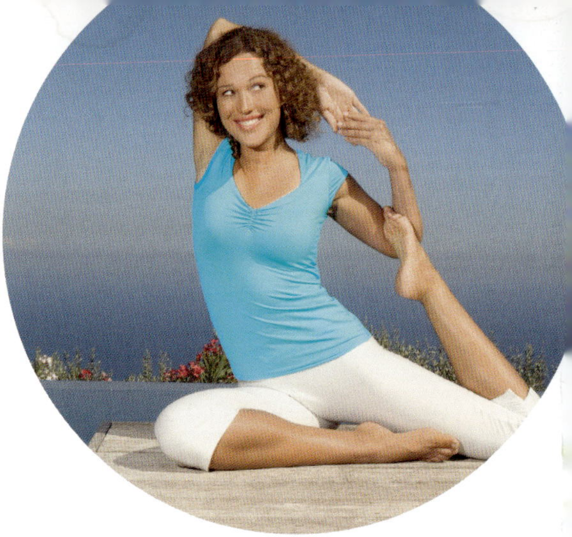

Le Pilates et le yoga : puissance et harmonie

LE MEILLEUR DE DEUX MONDES_8

Le yoga Pilates : la conjonction de deux bonnes pratiques_8

L'essence du Pilates_8

L'univers du yoga_11

L'harmonie physique, mentale et spirituelle_14

LA PRATIQUE_16

Pratiquer avec le livre et le DVD_16

De quoi avez-vous besoin pour pratiquer ?_17

À quelle fréquence pratiquer ?_17

Les fondamentaux du yoga Pilates

LA RESPIRATION_20

Sentir la puissance de la respiration Pilates_20

Les subtilités de la respiration yogique_22

LA POSITION DU CORPS_24

La posture Pilates, un modèle d'équilibre_24

Souplesse et stabilité de la colonne vertébrale_27

SE CONCENTRER SUR LE CENTRE_29

Le centrage en Pilates_29

Le centre intérieur en yoga_32

LES MUDRAS : UN YOGA DES DOIGTS TRÈS EFFICACE_34

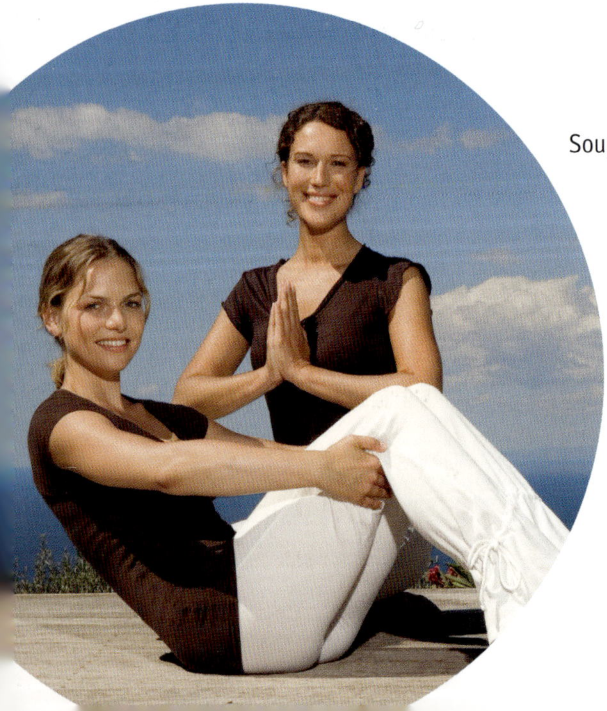

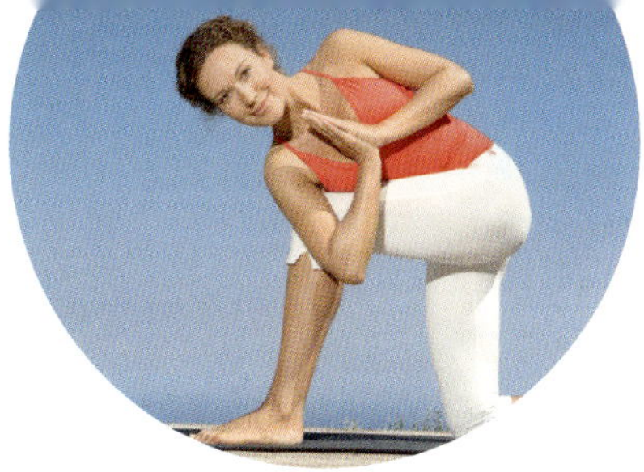

Le Pilates : découvrez le pouvoir du centre de votre corps

CONCENTRATION ET PRÉCISION_38

Stabilisation du bassin_38

Équilibrage du bassin_40

Cercle des deux jambes / *Double leg circle*_42

Extension des bras / *Ribcage arms*_44

Relevé du buste / *Abdominal curl*_46

Cercle du buste / *Ribcage circle*_47

Relevé du buste en diagonale / *Curl-up diagonal*_48

Croisé coude-genou / *Criss cross*_49

Demi-pont / *Bridging*_50

Enroulement de la colonne / *Curl-down*_51

Enroulé-déroulé contrôlé / *Assisted roll-up*_52

Enroulé-déroulé / *Roll-up*_53

Élévation latérale de la jambe en abduction / *Side-kick abduction*_54

Élévation latérale de la jambe en adduction / *Side-kick adduction*_55

Cancan_56

Rotation de la colonne / *Spine twist*_57

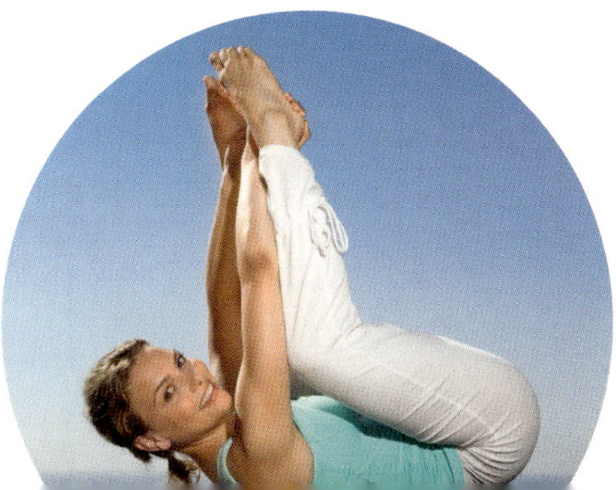

Le yoga : la méditation en mouvement

TOURNER SON REGARD VERS L'INTÉRIEUR_60

La posture de l'enfant_60

Le chien qui s'étire_61

Le cobra_62

Le chameau_64

Équilibre sur les orteils en position accroupie_65

Le danseur (ou posture de Shiva)_66

L'aigle_67

L'araignée_68

Le berceau_69

L'aigle en torsion allongée_70

La tortue en torsion assise_72

Détente pour les jambes_73

Détente en position allongée_74

Méditation du cœur_75

Pour aller plus loin

Index_76

Bibliographie et adresses utiles_78

Prendre soin de son corps intelligemment

Cet ouvrage va vous inciter à prêter davantage attention à votre corps, à vous montrer plus curieux à son égard et à en prendre soin intelligemment. Les deux partenaires que je vous propose pour vous accompagner dans cette démarche, le yoga et le Pilates, se complètent à merveille. Exercice physique efficace, le Pilates est en effet le meilleur moyen d'avoir un ventre plat, une taille de guêpe et une belle posture bien droite. Si le yoga contribue également à renforcer la musculature et la souplesse du corps, cette voie vous emmène en outre dans un voyage intérieur fascinant. Pour que vous puissiez tester les effets de ces deux pratiques sur votre corps, je vais vous les présenter dans le détail. Si vous êtes déjà familiarisé avec l'une ou l'autre, vous pouvez enrichir votre pratique du yoga avec quelques exercices de Pilates, ou vice-versa. En outre, quel que soit votre niveau, cet ouvrage vous propose une combinaison intéressante de ces deux disciplines : un programme unique qui réunit tous les bienfaits d'un entraînement physique bien pensé et vous apporte en sus harmonie et paix intérieure. Il me tenait vraiment à cœur de vous transmettre ma double passion pour le yoga et le Pilates et de partager avec vous mes connaissances et mon expérience en la matière. Je vous souhaite beaucoup de plaisir avec cette pratique.

Christiane Wolff

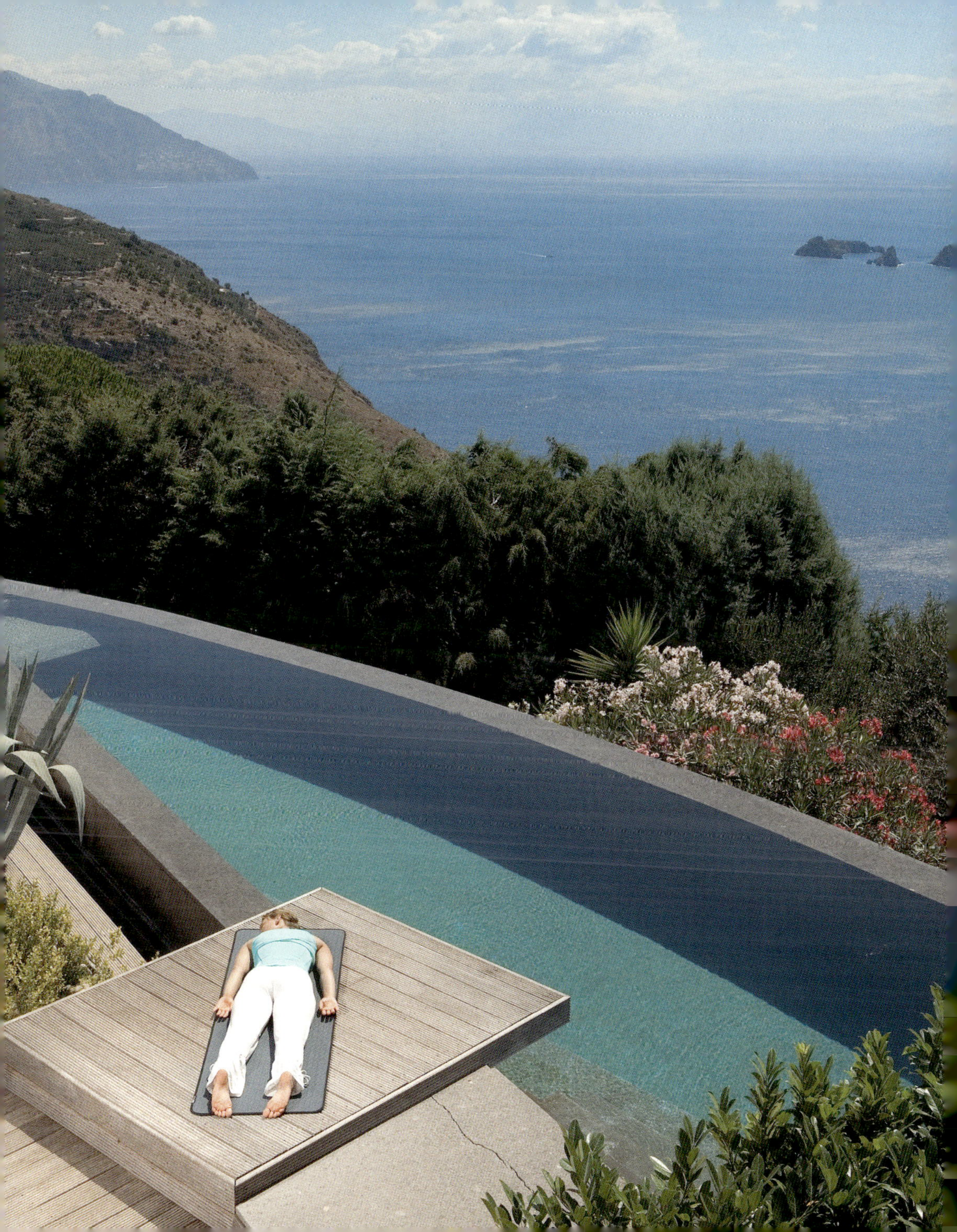

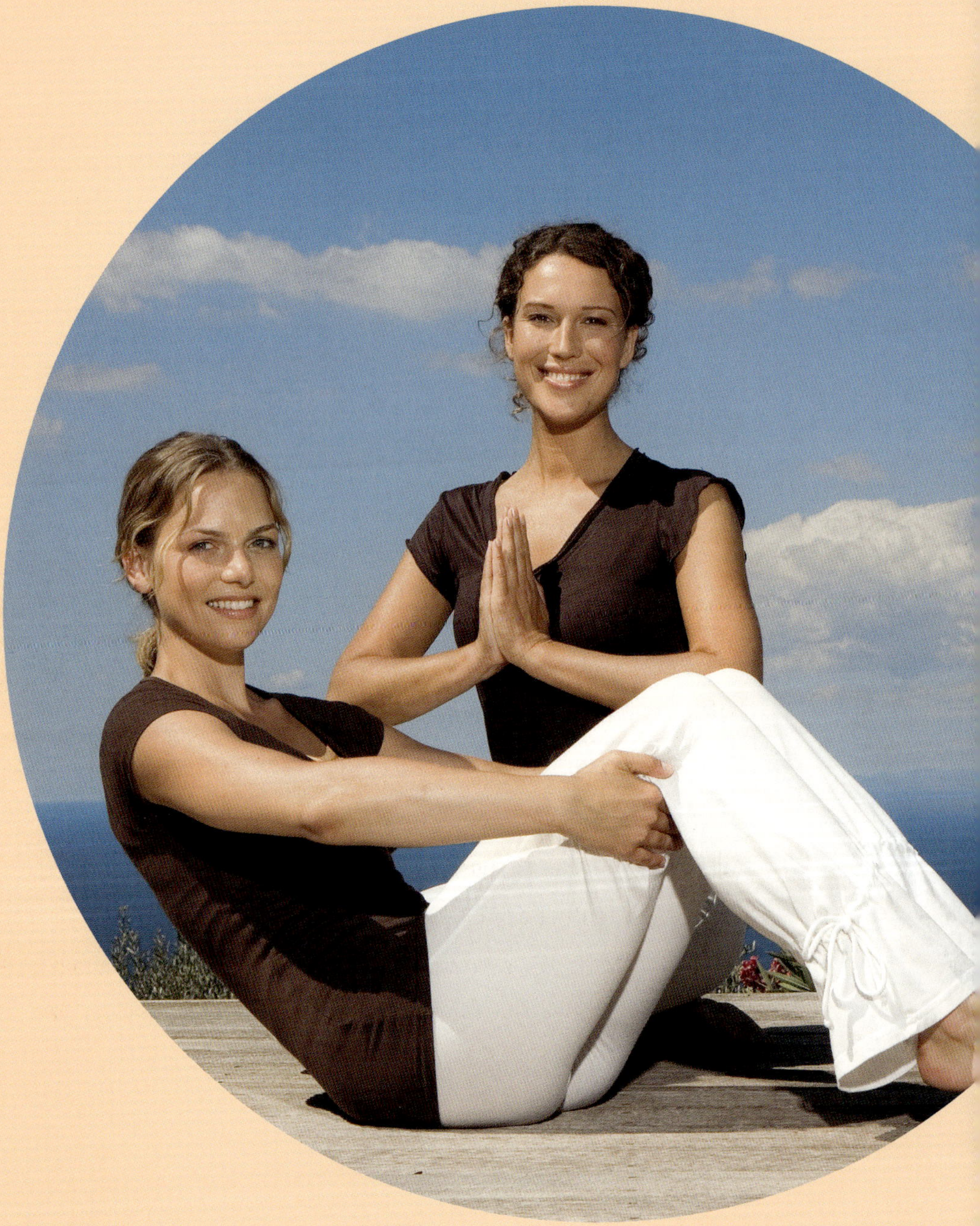

LE PILATES ET LE YOGA : PUISSANCE ET HARMONIE

Discipline physique holistique, le Pilates permet de mieux comprendre son corps, l'interaction des muscles et les apports d'un alignement parfait. Le yoga est pour sa part une pratique séculaire qui tend à harmoniser le physique, le mental et le spirituel. Il n'est donc guère étonnant que l'association de ces deux pratiques se révèle imbattable pour acquérir souplesse et force musculaire, redresser la posture et connaître au quotidien harmonie intérieure et détente.

Le meilleur de deux mondes

L'exercice physique seul est déjà chargé de bienfaits, mais il apporte encore plus si vous l'associez à la détente, à la conscience de la respiration et au lâcher prise intérieur : l'entraînement est plus efficace et vous êtes mieux armé pour le quotidien.

Le yoga est peut-être la meilleure façon de se confronter à soi-même. En effet, cette pratique renforce le corps tout en permettant de vivre son quotidien en étant à la fois plus détendu et plus enthousiaste. Quant au Pilates, c'est la méthode la plus efficace pour renforcer sa musculature, redresser sa colonne vertébrale et améliorer sa posture et sa coordination.

Le yoga Pilates : la conjonction de deux bonnes pratiques

Lorsqu'on combine ces deux pratiques, on obtient forcément un outil puissant dont le physique comme le mental tirent également parti. Si vous pratiquez déjà l'une ou l'autre de ces méthodes, vous découvrirez à quel point elles se complètent. Les exercices proposés dans ce livre et dans le DVD qui l'accompagne vont vous permettre de suivre notre programme de yoga Pilates pas à pas, et de ressentir ainsi les effets positifs des deux pratiques sur votre propre corps.
Mais commençons par rappeler les bases du Pilates et du yoga.

L'essence du Pilates

C'est l'inventeur de la méthode lui-même qui le premier en constata les bienfaits : asthmatique, Joseph Hubertus Pilates fit dès son plus jeune âge l'expérience douloureuse d'une fragilité physique. Il commença très tôt à s'entraîner de façon à ne plus rien ressentir de sa faiblesse. Après avoir essayé un grand nombre de sports et de formes d'exercice physique, il forgea son propre système qu'il appela « Contrology ». Selon Pilates, le maillon le plus faible du corps humain est le bas du dos. L'idée de renforcer le centre du corps, mais aussi d'initier et de diriger tous les mouvements à partir de ce centre énergétique était née. En s'inspirant des techniques extrême-orientales, il mit au point au fil des ans une forme d'exercice caractérisée

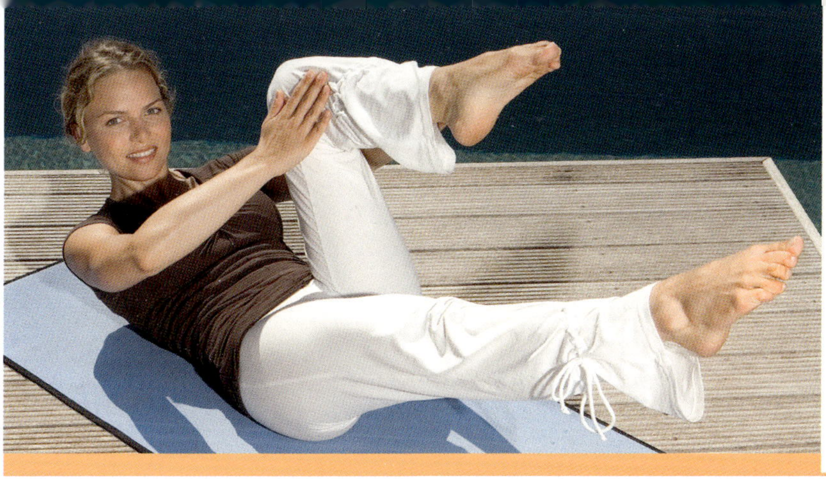

La précision dans le mouvement est une des clés de la réussite du Pilates.

par des enchaînements précis et contrôlés effectués sur un rythme respiratoire préétabli.

Les principes de base du Pilates

Pour que la méthode Pilates donne satisfaction, il est indispensable de respecter certains principes fondamentaux qui n'ont pratiquement pas évolué jusqu'à ce jour, malgré la modernisation apportée au fil du temps à ce travail corporel. Ces principes bien définis se retrouvent dans chacun des exercices. Vous disposez ainsi d'un système de contrôle qui vous permet à tout moment d'harmoniser vos mouvements et d'aligner votre corps à la perfection. Vous allez développer un regard affiné pour détecter de précieux détails, et améliorer ce faisant la conscience de votre corps et découvrir les mouvements et attitudes qui vous sont néfastes. Une prise de conscience différenciée est en effet indispensable pour pouvoir changer sa façon de faire et améliorer la situation.

Concentration et souffle

Le souffle est le fil rouge de tout entraînement Pilates, car respiration et mouvements vont toujours de pair. L'accent porte sur l'expiration, qui se fait toujours par la bouche. Le fait de renforcer l'expir stimule en effet la musculature du centre du corps et améliore la qualité du mouvement tout en ayant un effet désoxydant et relaxant. C'est en outre la base d'une bonne inspiration qui apporte suffisamment d'oxygène à l'organisme.

Pour que, dans toutes les phases de l'entraînement, le mouvement suive la respiration, il est nécessaire de rester très concentré. Focalisez-vous donc sur le mouvement que vous êtes en train d'effectuer afin qu'il soit ainsi au centre de vos pensées.

Contrôle et centrage

Considérant que c'est au centre de notre corps que se concentre toute notre énergie, Pilates lui a donné le nom anglais de *powerhouse*, littéralement « centrale énergétique » ou « centre d'énergie ». En mobilisant ce « centre de contrôle », il est possible d'effectuer tous les mouvements, même les plus difficiles, en détente et en souplesse. Comme chacun des exercices de Pilates sollicite le centre du corps, ils font travailler tous les muscles profonds de la sangle abdominale et du plancher pelvien, qui doivent collaborer en puissance mais aussi en souplesse.

L'alignement précis du corps

La pratique régulière du Pilates donne des résultats visibles au premier coup d'œil. Le fait d'aligner parfaitement votre corps pendant l'entraînement vous amène à adopter en peu de temps une posture symétrique, et à développer visiblement votre tonus musculaire. Vous apprenez à redresser votre colonne vertébrale, qui retrouve sa double courbure naturelle, à équilibrer votre bassin et à relâcher la nuque et les épaules.

Une fluidité de mouvement tant dans la hauteur que dans la largeur

Si vous effectuez un travail optimal au niveau du centre de votre corps, de nouvelles dimensions s'ouvrent physiquement à vous. En stabilisant les muscles profonds du dos et de la sangle abdominale, vous renforcez votre colonne vertébrale, ce qui vous permet d'effectuer des mouvements amples sans forcer. Les muscles superficiels apprennent en effet à se relâcher lorsque les muscles plus profonds, qui ont été longtemps oubliés, travaillent à nouveau. Des mouvements souples et fluides sont la preuve d'une collaboration harmonieuse entre les groupes musculaires.

Travailler en détente

« Le moins possible, mais autant que nécessaire » : c'est par cette formule que Pilates résumait sa méthode. L'objectif à atteindre n'est pas de répéter un exercice un nombre précis de fois, mais de veiller à la qualité de chacun des mouvements effectués. Cela nécessite une bonne conscience de son corps, ainsi qu'une gestion adaptée de ses ressources physiques et psychiques. Une posture équilibrée alliée à des mouvements fluides effectués avec la tension nécessaire, mais aussi toute la détente possible sont l'expression extérieure de votre équilibre intérieur.

L'univers du yoga

Le mot « yoga » est dérivé de la racine indo-germanique *Yuj*, qui signifie « harnacher », « relier ». Effectivement, le yoga constitue un « attelage », puisqu'il élabore un lien harmonieux entre le corps, le souffle et l'esprit. Or, nous avons tendance à négliger ce lien dans la vie quotidienne, ce qui peut avoir des conséquences organiques, voire entraîner des maladies. L'apport énergétique assuré par la respiration étant alors limité, nous risquons de nous éparpiller, d'être en proie à une certaine agitation ou insatisfaction. Les nombreux exercices que propose le yoga peuvent nous apporter un profond soulagement dans ces domaines.

Le hatha yoga

Développement le plus récent de cette pratique séculaire qu'est le yoga, le hatha yoga se concentre essentiellement sur le travail des postures, ou asanas. L'ancienne conception indienne du monde repose sur l'hypothèse que tout est dans tout, et réciproquement. Le divin est partout, y compris dans notre corps, qui enregistre chacune de nos expériences, chacun de nos sentiments et sensations, tout ce qui nous arrive. Le corps apparaît ainsi comme le « lieu de la vérité », de sorte que se confronter

Le lien entre le physique et le mental dans le yoga et le Pilates

Joseph Pilates était un pionnier. Il y a un siècle, en effet, personne, en Occident, ne pensait que le corps et l'esprit étaient intimement liés. Pilates en était pourtant intimement convaincu. C'est pourquoi il lui paraissait si important de coordonner consciemment souffle et mouvement, en étant à la fois détendu et concentré. Ses exercices étaient ainsi bien plus efficaces, et c'est encore le cas aujourd'hui.

Quant au yoga, l'un des exercices les plus importants de cette pratique consiste à observer en toute neutralité. Or, à force d'observer attentivement son corps et son souffle pendant la pratique, on apprend à voir les choses simplement comme elles sont. Au bout d'un certain temps, on est en mesure de transférer cette compétence à la vie quotidienne, et donc d'adopter une attitude mesurée, équilibrée, sensée et sûre de soi pour gérer tous les aspects de sa vie.

Ces deux dimensions sont réunies dans le yoga Pilates et en font un outil très efficace.

consciemment à lui devient une sorte d'école de la vie, qui aide à mieux comprendre nos sentiments, nos pensées et nos actes. C'est pourquoi le travail postural que propose le yoga va bien au-delà d'une simple séance de gymnastique ou de stretching, tout en conservant les effets positifs de ces deux disciplines.

L'harmonie des contraires

Le terme hatha est formé à partir de *ha*, « soleil », et *tha*, « lune », qui représentent les énergies contraires présentes dans chaque individu. Le soleil symbolise les qualités masculines, l'action et la rationalité, alors que la lune renvoie au principe féminin, à l'intuition, à l'écoute et à la réceptivité, associés au domaine du rêve et de l'émotion. L'équilibre de ces forces est la clé du bien-être, de la santé, voire du bonheur. Pour harmoniser ces deux aspects opposés, le yoga joue sur l'équilibrage des contraires. Ainsi, les postures et mouvements intenses ou rapides, et donc stimulants, sont suivis de phases plus passives, de moments de détente apportant un calme apaisant. Aux flexions avant succèdent des flexions arrière, tandis que les enchaînements alternent avec des postures individuelles que l'on tient un certain temps. La voie qui mène à cette harmonisation demande une bonne autodiscipline et une pratique régulière.

Le souffle, lien entre l'intérieur et l'extérieur

Notre souffle nous accompagne tout au long de notre vie. Dans l'idéal, il parcourt notre corps par vagues plus ou moins fortes selon la situation et, ce faisant, masse nos organes, redresse notre colonne vertébrale, et détend ou tonifie nos muscles.

En pratiquant le yoga, vous allez tout d'abord apprendre à observer précisément votre respiration. C'est la première étape pour apprendre à mieux connaître votre corps. La conscience du souffle confère la conscience du corps, car elle vous permet d'observer la façon dont vous réagissez aux influences extérieures et aux influences intérieures. Vos sentiments, sensations, pensées et expériences continueront, bien entendu, à influer sur votre respiration, mais ils ne pourront plus la

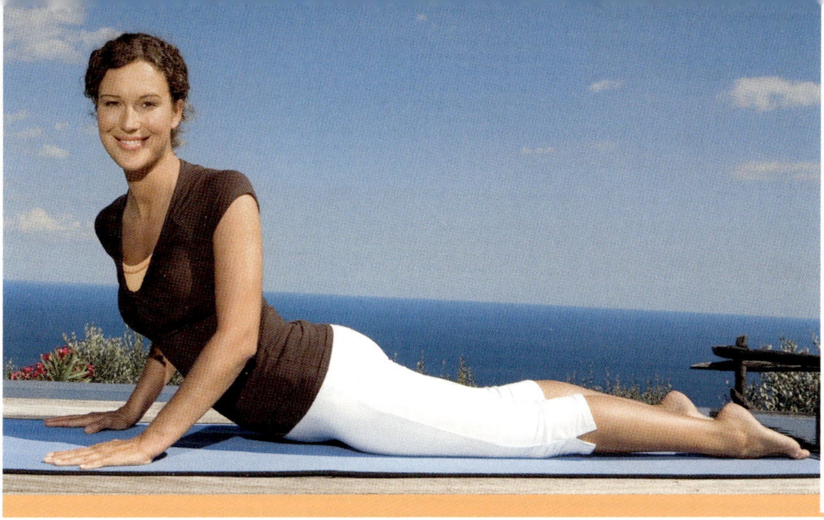

Les postures du yoga, ou asanas, renforcent le physique et équilibrent le mental.

dérégler, l'agiter, voire la couper aussi facilement.

Qu'il s'agisse de yoga ou de Pilates, votre pratique va vous aider à affiner le lien naturel qui vous unit à votre souffle. Plus vous libérerez vos muscles des tensions qui les contractent, plus votre respiration deviendra ample et profonde. Lorsque vous parviendrez à vous laisser porter, guider, par votre souffle, vos postures de yoga seront plus efficaces sur le plan physique, et l'expérience sera globalement plus bénéfique.

La voie du bonheur

Le yoga est bien plus qu'un simple catalogue d'exercices physiques. Depuis son origine, c'est une voie spirituelle vers la libération de l'homme. C'est à Patanjali que nous devons les Sutras, ces textes fondamentaux sur lesquels reposent pratiquement tous les styles de yoga que l'on rencontre aujourd'hui. Dans ses écrits, ce grand érudit indien développe les huit étapes qui conduisent à l'éveil. Outre les asanas (c'est-à-dire les postures), il décrit le pranayama, à savoir les exercices respiratoires, ainsi que les yamas, principes qui se proposent de nous guider sur la voie d'un comportement éthique. Pour illustrer la profondeur du yoga, mais aussi son application au quotidien, nous allons maintenant passer en revue quelques-uns de ces yamas.

Une attitude généreuse, y compris envers soi-même

Les yamas sont les qualités qui permettent de mener une vie harmonieuse, en étant en phase tant avec soi-même qu'avec le monde extérieur. Vous pouvez commencer à les intégrer directement à votre pratique en vous installant sur votre tapis de yoga.

Ahimsa : la non-violence

La première exigence du yoga consiste à avoir une attitude non-violente à l'égard de tout le vivant. Ce principe devant également vous être appliqué, il signifie que vous devez pratiquer prudemment. Apprenez à connaître vos limites et à les respecter. Ne forcez pas, car c'est en écoutant votre corps que vous pourrez exploiter au mieux ses capacités. La souplesse et la force musculaire s'amélioreront ainsi peu à peu, d'elles-mêmes. Sachez en outre que l'effet d'une posture simple dans laquelle vous vous sentez bien et détendu est nettement supérieur à celui d'une acrobatie réalisée en forçant et étant contracté.

Satya : la vérité

Pour pratiquer correctement, il est indispensable d'observer sans juger. Prenez en compte toute gêne, sensation de malaise ou tension. Vous devez faire l'état des lieux de vos forces et de vos faiblesses. Acceptez-vous tel que vous êtes. Si quelque chose n'est pas conforme à vos souhaits, saisissez cette occasion d'apprendre et d'améliorer la situation. Une pratique sincère consiste à donner le meilleur de soi-même, mais aussi à accepter que l'heure n'est pas encore venue d'effectuer tel ou tel exercice difficile.

Brahmacharya : maîtrise et modération

Tout ce qui est extrême affaiblit notre corps : même les plaisirs physiques perdent de leur attrait si nous en abusons, si nous nous perdons dans leur poursuite ou, pire encore, si nous les laissons nous dominer. Trouvez donc le juste milieu en ce qui concerne votre pratique : pas trop superficielle, mais pas trop acharnée non plus.

L'harmonie physique, mentale et spirituelle

Les deux méthodes dont nous venons de vous présenter brièvement les fondamentaux théoriques ont donc pour point commun de vous proposer un travail physique efficace et global. Elles se rejoignent sur certains aspects qui permettent donc de les combiner. En revanche, elles varient, voire s'opposent, sur d'autres, mais ces différences permettent de prendre conscience de certaines subtilités et d'en tirer parti.

Idéal pour débuter

Si le yoga et le Pilates sont des pratiques parfois très intenses, elles traitent cependant toujours le corps avec douceur. Les deux sont par ailleurs rapidement suivies d'effets : une meilleure posture, plus de force et un corps bien étiré. C'est pourquoi leur association est idéale si vous entreprenez d'améliorer votre forme physique et votre bien-être. Rassurez-vous : cet ouvrage va vous fournir toutes les explications dont vous aurez besoin.

Enrichissant pour les yogis

Le Pilates incite à mieux comprendre son corps et à le traiter intelligemment. On parvient rapidement à sentir tous les détails de l'alignement du corps et du déroulement des mouvements et à redécouvrir certains groupes musculaires. Si vous êtes déjà un adepte du yoga, cette nouvelle technique peut enrichir votre pratique. Une posture équilibrée associée à la stimulation du centre du corps peut en effet améliorer sensiblement la qualité des postures de yoga. Cela vous permettra de tenir vos asanas tout en étant très détendu, et donc de vous concentrer totalement sur votre souffle et votre ressenti.

Précieux pour les adeptes du Pilates

Le yoga amène à tourner son regard vers l'intérieur, et ce pas seulement d'un point de vue physique. En effet, le mental participe toujours à l'observation, la plus calme possible, de ce qui se passe dans le corps pendant une posture.
Le corps sert alors d'une certaine façon de champ d'application pour éliminer tensions et contractions, relancer les flux énergétiques et gagner globalement en souplesse. Cette approche holistique du yoga est le complément idéal de la maîtrise corporelle qu'exige le Pilates.

Un cadeau pour le corps

Quelles que soient votre niveau, votre profil et vos préférences, votre corps bénéficiera de cette association : tandis que le Pilates se focalise sur la maîtrise du corps et la stabilité, le yoga met, l'accent sur la mobilité, la souplesse et l'étirement, ce qui permet de faire sauter des blocages. Résultat : un sentiment de bien-être général.

La pratique

Cet ouvrage est organisé de façon à vous faire d'abord découvrir les exercices de yoga et de Pilates séparément. Puis, en vous reportant à l'intérieur du premier rabat de couverture et au DVD, vous pourrez aborder la forme combinée du yoga Pilates. Nous allons maintenant vous exposer le B.A.-BA de ces deux pratiques.

Pratiquer avec le livre et le DVD

Commencez par vous familiariser avec les exercices de base du chapitre 2 (à partir de la page 20) et prenez le temps de bien les tester. Ce chapitre vous permettra de découvrir notamment la respiration spécifique au yoga et au Pilates, ainsi que la posture correcte qu'il convient d'adopter. Il vous présentera aussi les mudras, ces exercices de yoga effectués avec les doigts pour améliorer la concentration (page 34). Vous aurez ainsi un aperçu des deux méthodes et des avantages de leur association. Les encadrés de couleur intitulés « Yoga Pilates : le plus de la pratique associée » vous donneront par ailleurs plus de détails sur la façon dont ils se complètent.

Sachez enfin que les indications données dans ce chapitre ne sont pas destinées à n'être lues qu'une fois. Il est important d'y revenir pour les approfondir.

Passez ensuite aux exercices proposés dans les chapitres 3 et 4 qui détaillent, pour le Pilates, puis pour le yoga, tout ce que vous devez savoir avant de vous lancer dans une séance digne de ce nom. Vous y trouverez la façon précise d'effectuer les différents exercices, des informations et des conseils pour améliorer la qualité de votre travail. Ce n'est que lorsque vous aurez pratiqué et approfondi les deux méthodes séparément que vous serez vraiment bien préparé pour les enchaînements mixtes de yoga Pilates que vous trouverez sur le DVD et à l'intérieur du premier rabat de couverture.

Le DVD

D'une durée de 60 minutes, le programme principal vous coache pour vous permettre d'effectuer en toute sécurité trois enchaînements de yoga Pilates :

- Puissance & équilibre : gagner en stabilité par un centrage optimal ;

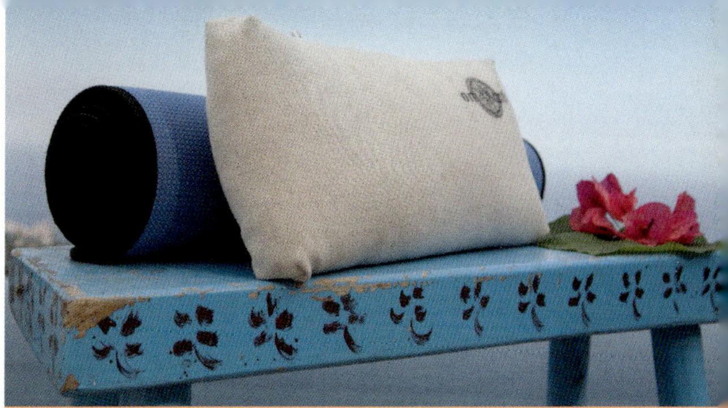

Des coussins, un tapis de gymnastique et un environnement agréable : voici tout ce dont vous avez besoin pour pratiquer le yoga ou le Pilates.

- Maîtrise & enthousiasme : ressentir l'ampleur de sa cage thoracique ;
- Stabilité & souplesse : atteindre l'harmonie en travaillant à la fois la puissance musculaire et la souplesse ;
- Relaxation pour finir en douceur.

Le programme a été composé de façon originale : chacun des exercices du DVD commence par une variante facile, qui permet aux débutants de concentrer leur attention sur la respiration et la correction de la posture. Si vous êtes déjà bien familiarisé avec cet exercice, la variante initiale vous servira d'échauffement. La fois suivante, à vous de voir : soit vous effectuez à nouveau la variante facile, soit vous passez à l'exercice avancé. Ce système vous permet de personnaliser votre programme, et donc de progresser à votre rythme ou d'adapter votre enchaînement à votre forme.

De quoi avez-vous besoin pour pratiquer ?

Pour effectuer une séance de yoga Pilates, il vous faut un tapis antidérapant, assez épais, ainsi qu'un ou deux coussins, que vous pourrez glisser sous votre tête ou sous vos genoux. Adoptez une tenue ample et confortable, prévoyez éventuellement des chaussettes chaudes et une couverture pour la phase de relaxation. Le plus important, c'est que vous ayez l'envie d'approfondir à chaque fois un peu plus la connaissance de votre corps.

À quelle fréquence pratiquer ?

Plus vous pratiquez souvent, plus les effets positifs du yoga Pilates seront manifestes. Deux à trois séances hebdomadaires constituent un bon début.

Il est bien évidemment déconseillé de pratiquer le ventre plein, si vous ne vous sentez pas bien ou si vous avez mal quelque part. Pour vous aider à intégrer vos séances dans votre quotidien, j'ai ajouté à l'intérieur du premier rabat de couverture plusieurs enchaînements assez courts, et notamment un programme énergétique pour le matin et une séance relaxante pour le soir. Libre à vous toutefois de combiner les exercices proposés dans le livre et le DVD, en fonction du temps dont vous disposez.

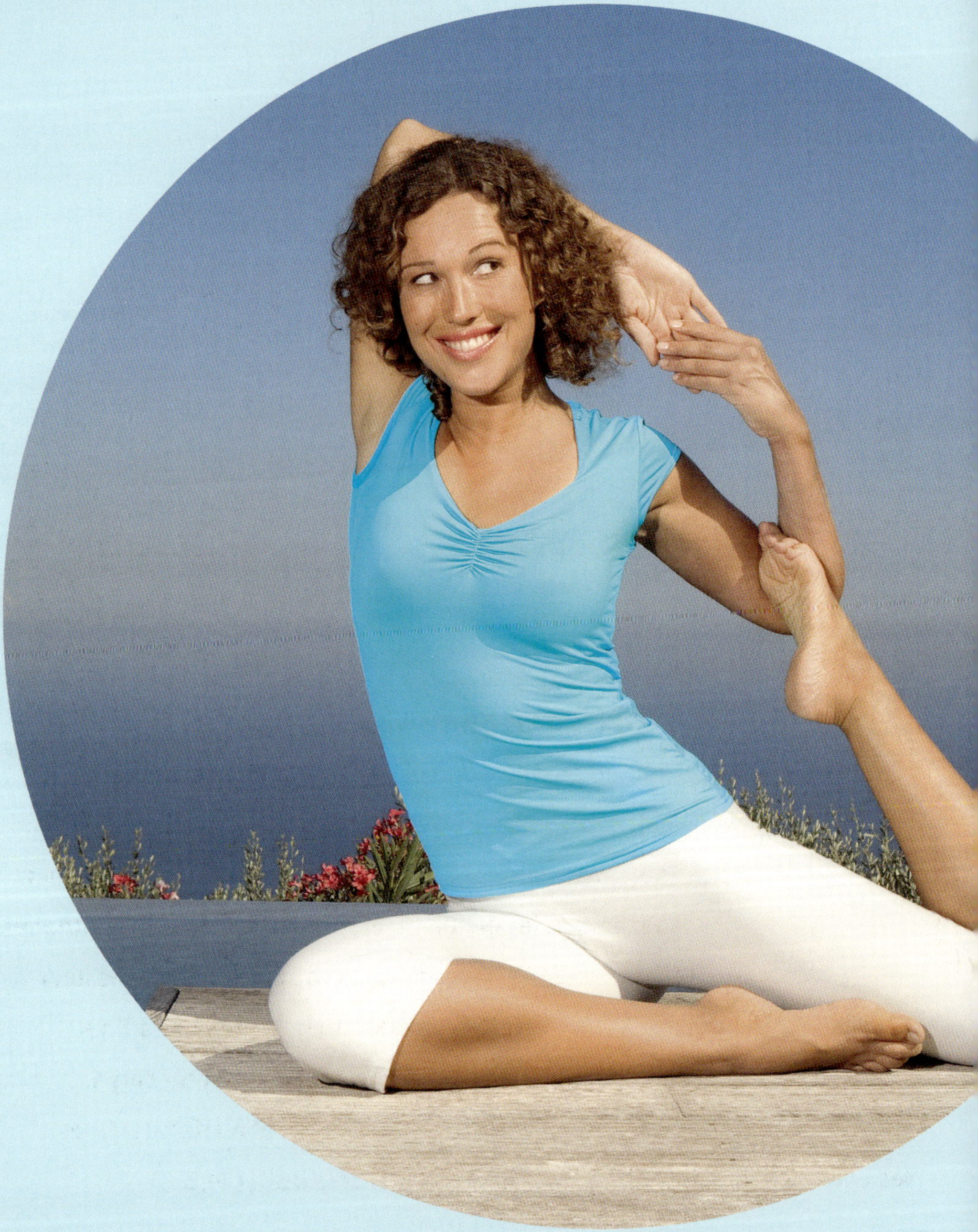

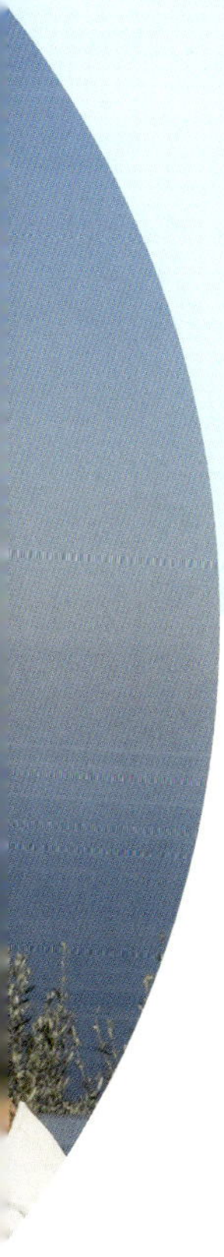

LES FONDAMENTAUX DU YOGA PILATES

Comme disait Swami Vishnu-Devananda, fondateur d'une grande école de yoga, « une once de pratique vaut mieux que des tonnes de théorie ». C'est pourquoi nous vous proposons maintenant de mettre directement en pratique les éléments essentiels de ces deux méthodes très efficaces. Pour réunir dans votre pratique le meilleur du yoga et du Pilates, vous allez dans ce chapitre affiner la sensation et la conscience que vous avez de votre corps. Après cette préparation, vous réussirez aisément à effectuer tous les exercices présentés dans les chapitres suivants ou sur le DVD.

La respiration

Si le souffle joue un rôle clé dans le yoga comme dans le Pilates, les techniques respiratoires de ces deux pratiques sont cependant différentes. Dans les pages suivantes, vous allez les découvrir l'une et l'autre en détail et apprendre à les pratiquer.
La respiration costale Pilates consiste à utiliser la force du souffle pour accompagner le mouvement et pour varier le rythme. Pleine de sensations, la respiration nasale yogique s'accorde, quant à elle, parfaitement avec la douceur des mouvements du yoga. Dans ce chapitre, vous allez apprendre à écouter attentivement votre souffle et à le suivre. Plus tard, lorsque vous effectuerez les enchaînements de yoga Pilates proposés sur le DVD, pensez à pratiquer les deux techniques bien distinctement : la respiration Pilates pendant les exercices Pilates, la respiration yogique pendant les asanas. Mais rassurez-vous : vous n'aurez bientôt même plus besoin d'y réfléchir, vous le ferez automatiquement.

Sentir la puissance de la respiration Pilates

C'est l'expiration active la bouche ouverte qui rythme vos exercices de Pilates. Lorsqu'on se tient mal, le dos rond, la respiration est superficielle, et l'apport en oxygène est insuffisant. La pratique du Pilates vous fera rapidement prendre conscience du soulagement qu'apporte le fait de rejeter tout l'air utilisé par le biais d'une expiration intense, ce qui crée en outre la condition nécessaire à l'absorption d'oxygène frais. Par ailleurs, en renforçant votre expiration, vous rassemblez vos forces au centre de votre corps. L'activité naturelle de vos abdominaux profonds est alors intensifiée, ce qui contribue à stabiliser le bas de votre dos.

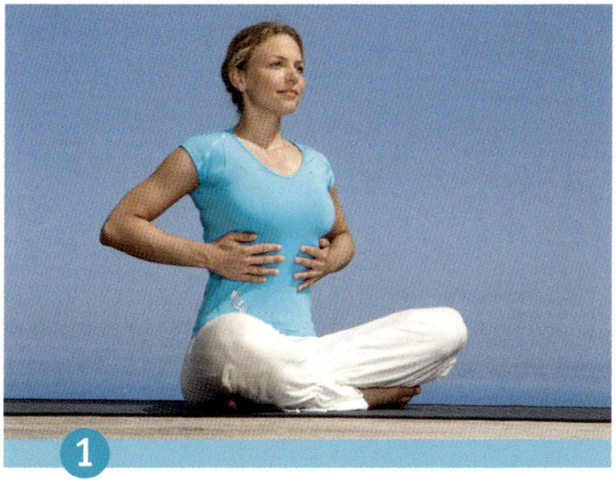

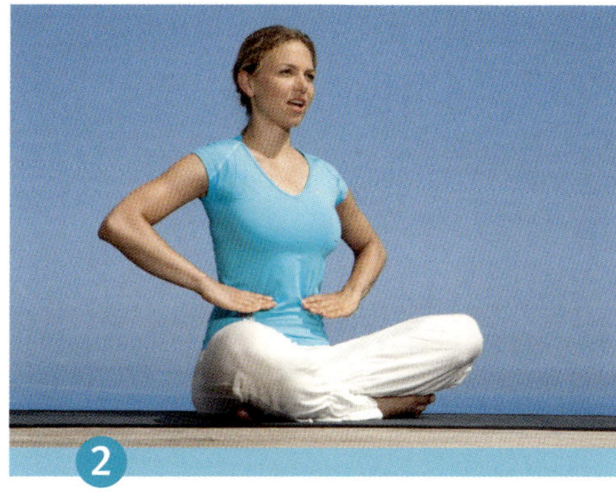

Or, c'est de cette partie du corps que vient l'impulsion nécessaire à chaque mouvement.

- Asseyez-vous en tailleur, le dos bien droit, et posez les mains sur votre cage thoracique de façon à sentir le plus de côtes possible. ➊
- Inspirez par le nez – les côtes s'écartent – et écartez alors légèrement les mains.
- Expirez à travers les lèvres entrouvertes en émettant un bruit assez doux et sentez les côtes qui se rabaissent.
- Sur l'expir suivant, descendez vos mains et sentez comment vos abdominaux et votre taille se rétractent. ➋
- Accentuez de plus en plus ce mouvement naturel du ventre. Ce faisant, vous accompagnez l'expir et vous vous reliez à votre force intérieure.

CONSEIL

- Entraînez-vous à allonger l'expir par la bouche pendant que vous approfondissez la posture Pilates dans le détail (à partir de la page 24). Cela vous permettra d'être à l'aise avec les fondamentaux du Pilates.

Yoga Pilates : le plus de la pratique associée

Dans chaque exercice de Pilates, utilisez cette expiration forcée par la bouche pour stimuler le centre du corps. Une expiration longue est en outre la meilleure façon de préparer une inspiration complète, telle que la nécessite le yoga. Toutefois, en yoga, vous inspirerez et expirerez plus calmement et presque toujours par le nez.

Les subtilités de la respiration yogique

Bien-être et détente : dans votre pratique du yoga, c'est essentiellement grâce à la respiration, qui consiste à inspirer et à expirer calmement et régulièrement par le nez, que vous les atteindrez. Les exercices suivants vont vous montrer comment cette technique respiratoire détend à la fois le physique et le mental. Tous vos sens sont invités à se tourner vers l'intérieur. Vous êtes calme et concentré. Dans chaque posture, un souffle calme et régulier fait le lien entre l'extérieur et l'intérieur, entre l'exercice purement physique et le fait de tenir chaque posture en détente et en conscience.

Ujjayi : le souffle de la victoire

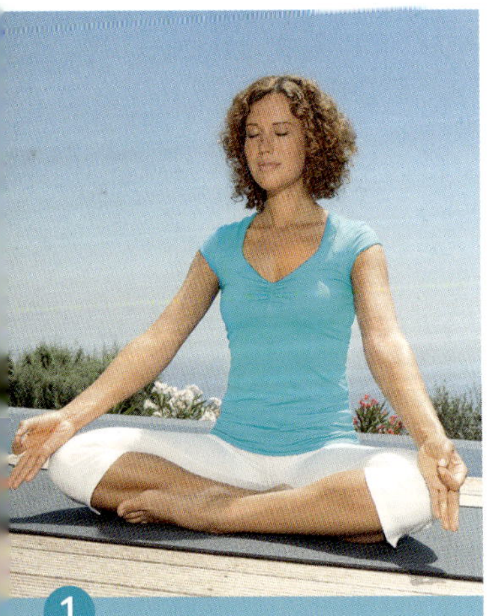
1

Le doux murmure de votre souffle vous aide à rester concentré. C'est ainsi que vous pourrez par la suite approfondir chaque asana, tant dans le ressenti que vous en avez que dans ses effets.

- Asseyez-vous sur les talons ou en tailleur ①, le dos bien droit, et posez le dos des mains sur les cuisses ou les genoux. Le pouce et l'index se touchent en Jnana Mudra (page 34).
- Inspirez et expirez plusieurs fois par la bouche en laissant échapper un léger « haaa », produit par le passage de l'air sur la glotte à demi fermée.
- Joignez maintenant les lèvres, sans serrer les mâchoires, et continuez à respirer par le nez en émettant ce léger ronflement.
- Détendez-vous de plus en plus dans cette respiration, de façon que le son se fasse de plus en plus doux, de plus en plus bas, jusqu'à ce que vous soyez seul à l'entendre et à le sentir. Le bruissement du souffle vous confirme constamment que votre respiration est calme et régulière. En écoutant attentivement votre souffle, vous vous concentrez entièrement sur vous-même et sur l'exercice.

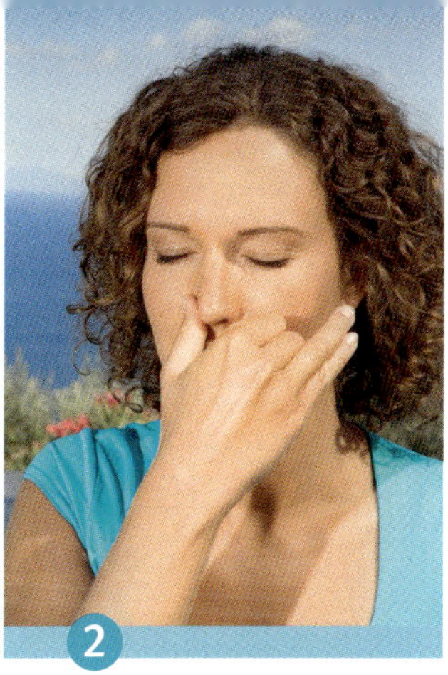

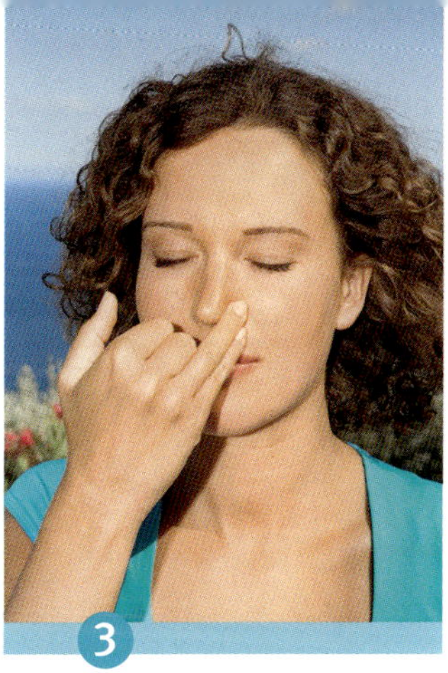

La respiration alternée

Grand classique du yoga, cette technique respiratoire équilibre les deux hémisphères cérébraux et les deux moitiés du corps. Pratiquez la respiration alternée en début ou en fin de séance. Dans la vie quotidienne, elle peut également vous aider à retrouver le calme.

- Fermez la main droite sans serrer le poing, puis repliez l'index et le majeur.
- Fermez la narine droite avec le pouce et inspirez par la narine gauche. ❷
- Fermez doucement la narine gauche avec l'annulaire et expirez par la narine droite. Inspirez ensuite par la narine droite. ❸
- Posez à nouveau le pouce sur la narine droite, expirez à gauche, puis inspirez par la narine gauche.
- Continuez ainsi tant que c'est agréable, et terminez l'exercice sur une expiration à gauche.

CONSEIL

- Soyez patient et généreux avec vous-même. À chaque fois que vous constatez que votre respiration se bloque, remettez-la calmement sur la bonne voie.

Yoga Pilates : le plus de la pratique associée

En yoga Pilates, vous pratiquez tantôt l'expiration forcée du Pilates, tantôt la respiration nasale calme du yoga, selon l'exercice effectué. Cela vous apprendra à moduler votre souffle avec plus de souplesse, mais aussi à trouver plus facilement l'équilibre entre tension et détente dans la vie quotidienne.

La position du corps

Le yoga et le Pilates ont un autre point commun essentiel : tous deux améliorent la posture, ce qui a des effets positifs, non seulement pour la pratique, mais aussi dans la vie quotidienne. Cependant, là encore, on constate des différences : les postures de yoga invitent à prendre conscience de nouveaux espaces corporels, à grandir, à s'étirer, comme vous le découvrirez plus en détail dans le chapitre 4 (à partir de la page 60), alors qu'en Pilates on reprend les mêmes principes de base pour la position du corps dans tous les exercices.

La posture Pilates, un modèle d'équilibre

La pratique régulière du Pilates va affiner votre perception de ce qu'est un parfait alignement des os et des articulations, et vous permettre ainsi d'éviter de prendre de mauvaises positions. Les muscles contractés pourront alors se relâcher, vos organes prendre plus de place, et vous pourrez respirer plus profondément. Bien aligner votre corps est en effet la condition préalable au renforcement de la musculature profonde, depuis l'intérieur vers l'extérieur. Or, c'est là la seule façon de stimuler les muscles qui stabilisent le corps dans son ensemble. Un dernier point : ce dont vous allez prendre conscience en position allongée avec les exercices suivants sera ensuite transposable à toutes les autres situations de la vie.

Tenir sa tête en équilibre

- Allongez-vous sur le dos, les jambes fléchies. Plongez mentalement le bout de votre nez dans votre couleur préférée et décrivez de petits cercles avec le bout du nez, en restant bien détendu.

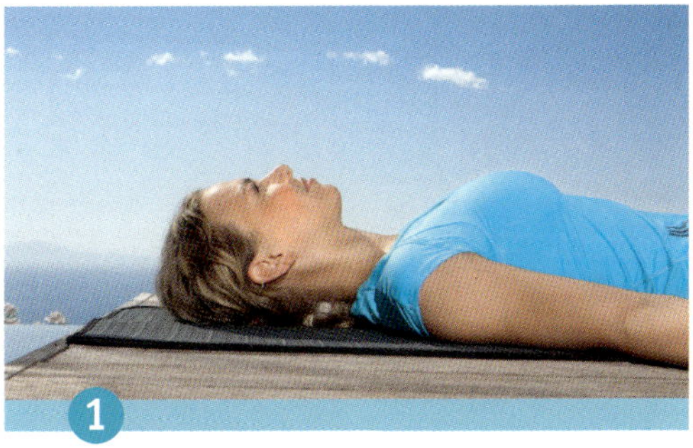

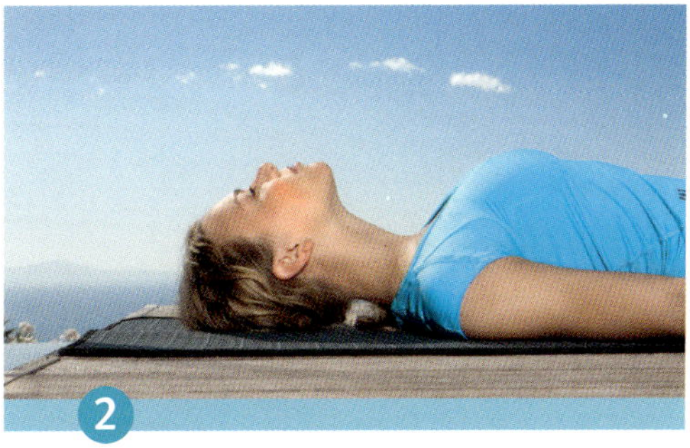

Ce faisant, laissez fondre toutes les tensions qui contractent les muscles de la nuque et des mâchoires.

- Basculez ensuite la tête de façon à avoir le menton parallèle au sol, et repoussez l'arrière de la tête vers le bord supérieur du tapis pour bien étirer la nuque et la gorge. 1
- Pour garder er retrouver cette position idéale de la tête dans d'autres situations, imaginez toujours que vous devez poser votre tête en équilibre sur votre colonne vertébrale.

CONSEIL

- Évitez de relever le menton ou de garder les côtes inférieures trop écartées, car cela tasse les cervicales, voire les lombaires. 2

La cage thoracique, un élément clé

- En position allongée sur le dos, les jambes tendues ou fléchies, laissez le sternum s'abaisser sur l'expir. Les côtes inférieures descendent vers le bassin, la cage thoracique s'aplatit contre le tapis. 3
- Faites plusieurs respirations ainsi, pour bien prendre conscience de ce qui se passe. À l'inverse, une cage thoracique verrouillée, le sternum pointé vers le haut 4, sollicite le bas du dos, comme dans certaines postures cambrées de yoga.

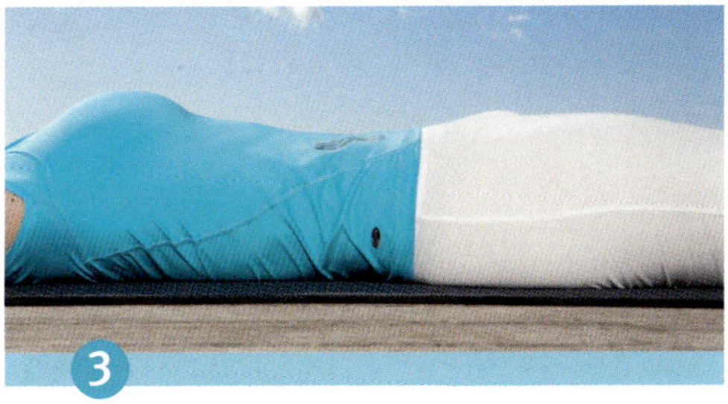

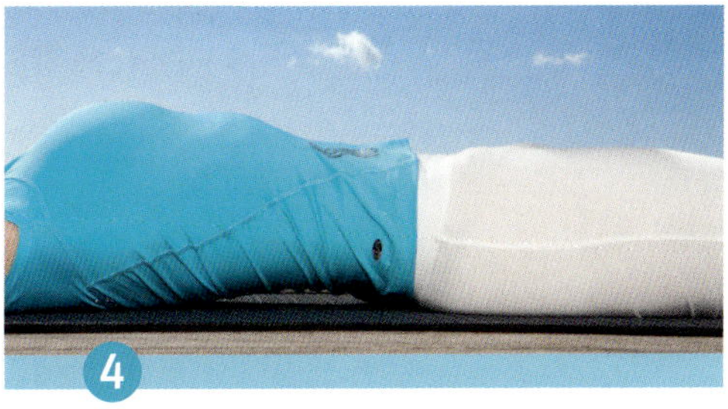

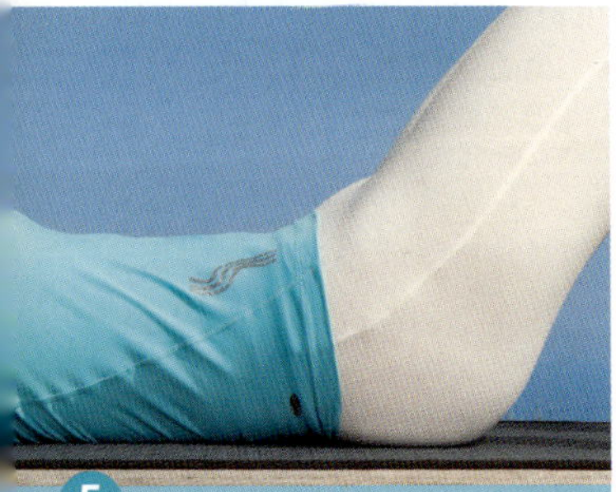
5

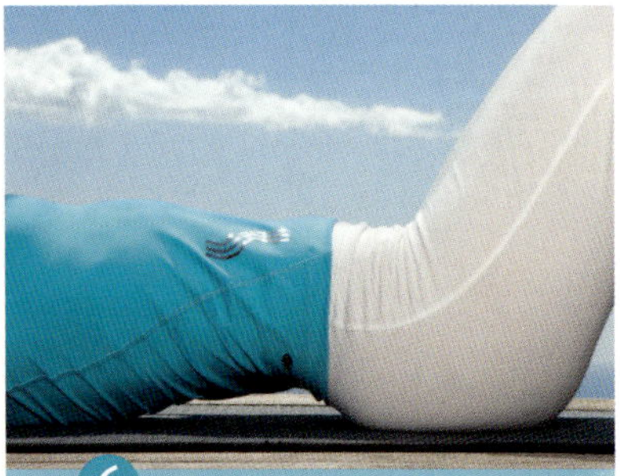
6

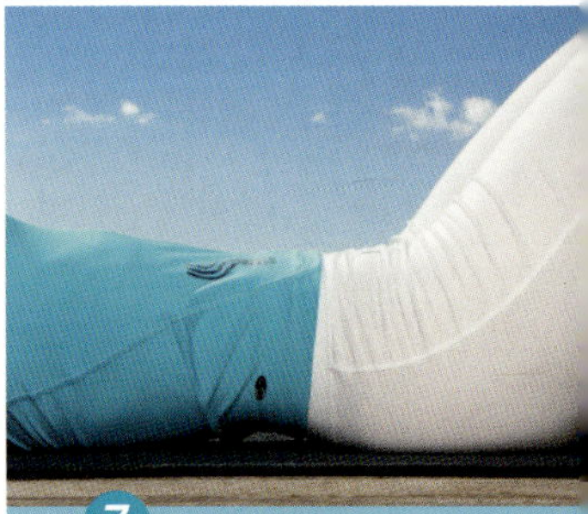
7

La bascule du bassin

- En position allongée sur le dos, les jambes fléchies, les pieds écartés de la largeur du bassin, portez votre attention sur votre bassin. Laissez tout le poids de votre corps retomber sur le tapis.
- Sur l'expir, poussez la sangle abdominale en direction de la colonne vertébrale et basculez le bassin de façon à bien plaquer les lombaires au sol. 5
- Sur l'inspir suivant, pointez le coccyx vers le tapis de façon à creuser le dos. 6
- Faites ainsi plusieurs bascules du bassin d'avant en arrière. Ces deux mouvements sont essentiels pour assouplir votre dos. Passez d'une position à l'autre en douceur.
- Installez-vous ensuite dans une position intermédiaire. 7 Cette position neutre du bassin est la base d'une posture générale détendue, décontractée. Si vous réussissez à bien sentir cette position, vous pourrez mieux vous stabiliser, ce qui vous permettra d'effectuer correctement tous les enroulements et roulades, dans un sens puis dans l'autre.

CONSEIL

- Un dos toujours creusé ou un bassin en permanence basculé en avant sollicitent pareillement le bas du dos. Il est donc crucial de stabiliser votre bassin en position neutre, afin de protéger votre colonne vertébrale et d'éviter une dégénérescence précoce.

Yoga Pilates : le plus de la pratique associée

Lorsque vous maîtriserez bien la position de base du Pilates, vous pourrez l'adopter pour effectuer un grand nombre d'asanas, tout en conservant la respiration yogique, à savoir en inspirant et en expirant calmement par le nez.

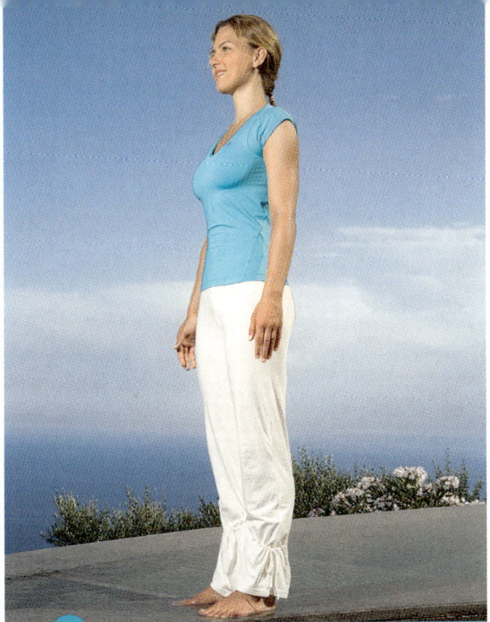

1

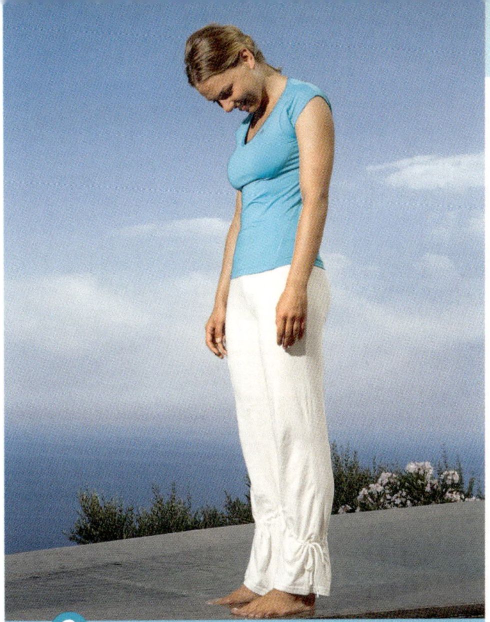

2

Souplesse et stabilité de la colonne vertébrale

« L'homme a l'âge de sa colonne vertébrale. » Par ces propos mémorables, Joseph Pilates a placé la colonne vertébrale, avec sa double courbure naturelle et sa mobilité pluridirectionnelle, au centre de sa philosophie. Pour lutter contre le vieillissement, il convient donc selon lui de concentrer ses efforts sur l'alignement du dos, sa stabilisation et les mouvements précis effectués par chacune des vertèbres. L'exercice suivant vous donnera une conscience assez précise de votre colonne et de sa grande souplesse.

CONSEIL

➤ Vous apprendrez avec les postures des pages 38 à 41 à bien vous stabiliser, tandis que le demi-pont et les exercices présentés en pages 50 à 53 donneront à votre colonne vertébrale la mobilité d'un collier de perles.

Enroulement de la colonne / *Roll-down*

➤ En position debout, étirez votre colonne vertébrale vers le bas et vers le haut, au-delà du bassin et de la tête. Prenez conscience de l'ampleur de votre torse et de la double courbure étirée de votre colonne. ❶

➤ Sur l'expir, laissez tomber la tête vers le bas, comme une fleur qui pend à l'extrémité de sa tige. ❷

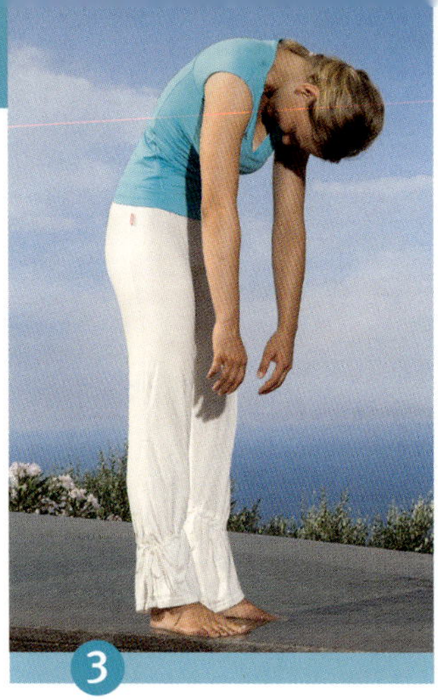

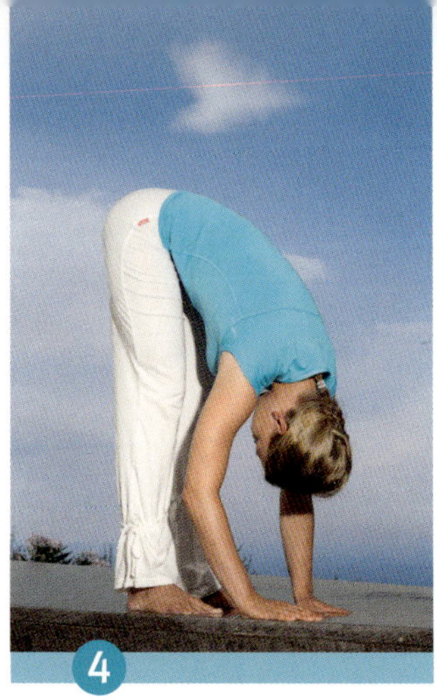

- Faites une pause sur l'inspir, puis continuez à enrouler la colonne sur l'expir suivant, en étirant bien le dos, qui reste aligné.
- Sur l'inspir, faites à nouveau une pause, puis sur l'expir suivant, continuez à enrouler la colonne vertèbre après vertèbre, en partant de la tête, et poussez le sternum vers les omoplates. 3
- Sur l'inspir, faites une pause, puis sur l'expir continuez à enrouler le dos. À chaque inspir, repoussez le bassin vers le haut.
- Sur chaque expir, continuez à enrouler la colonne. Poussez bien la sangle abdominale vers la colonne et enroulez les lombaires, vertèbre après vertèbre. 4
- Inspirez une dernière fois, puis sur l'expir suivant, plaquez la sangle abdominale vers l'intérieur du corps et remontez en position debout en déroulant le dos, vertèbre après vertèbre.

Yoga Pilates : le plus de la pratique associée

Le Pilates mobilise énormément le centre du corps, en faisant notamment travailler le plancher pelvien et les abdominaux profonds. De ce fait, chaque mouvement est à la fois plus facile à réaliser et plus fluide, comme s'il était initié de l'intérieur. Si vous appliquez ce principe à votre pratique du yoga, il vous sera également plus facile de tourner votre regard vers l'intérieur. Vous alliez ainsi, dans une même séance, musculation, assouplissement et détente méditative.

Se concentrer sur le centre

On n'effectue pas les postures ou mouvements de yoga ou de Pilates comme n'importe quel exercice de gymnastique. Dans ces deux pratiques, on travaille en effet toujours en conscience. En Pilates, la concentration se focalise essentiellement sur la partie centrale du corps. Si en yoga, on se concentre également sur l'intérieur, il s'agit là toutefois davantage d'un centrage mental. Si vous dominez ces deux formes de centrage, votre pratique n'en sera que plus efficace, tant intérieurement qu'extérieurement.

Le centrage en Pilates

Le Pilates renforce efficacement la partie centrale du corps. La stabilité accrue qui en découle permet d'effectuer des mouvements plus souples et plus amples avec les bras et les jambes. Le centrage améliore l'équilibre et la maîtrise du corps tout en rendant les muscles à la fois plus fins et plus puissants.

- Allongez-vous sur le ventre, le front posé sur le dos des mains superposées.
- Sur l'expir, poussez la sangle abdominale vers la colonne, ce qui étire et soulage le bas du dos, mais ne contractez pas les fessiers. 1

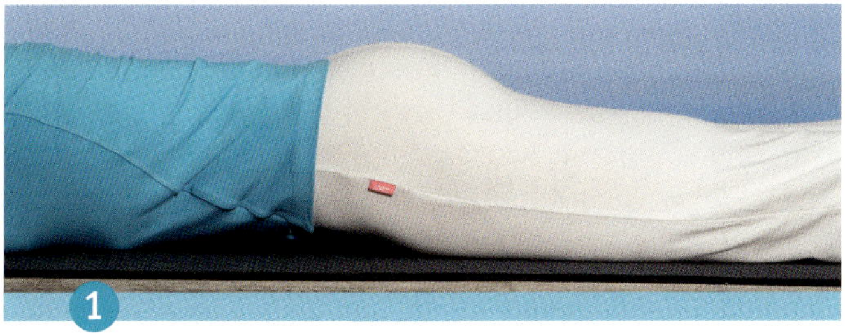

1

CONSEIL

- Le fait d'initier les mouvements à partir du centre du corps améliore l'interaction de tous les muscles et permet d'éviter les tensions. Respectez toujours l'ordre suivant : respirer - centrer - bouger.

- Maintenez cette posture sur l'inspir suivant.
- En expirant ensuite par la bouche, étirez la jambe droite et soulevez-la du sol. 2
- Sur l'inspir suivant, abaissez la jambe. Répétez l'exercice 4 fois de chaque côté, en alternant jambe droite et jambe gauche.

Centrage avec mouvement des bras

- Étendu sur le ventre, allongez les jambes sans les contracter. Posez le front sur le dos de la main droite et étirez le bras gauche en avant sur le tapis.
- En expirant par la bouche, plaquez la sangle abdominale contre les lombaires, tirez doucement l'omoplate gauche en direction du bassin et soulevez légèrement le bras gauche. 3
- Changez de côté et répétez l'exercice 4 fois de chaque côté.

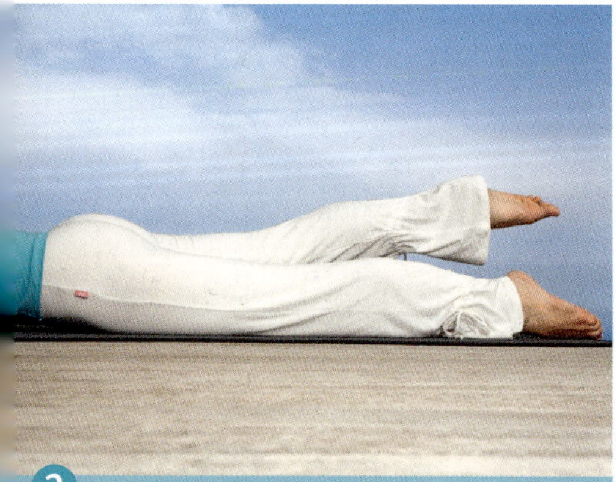
2

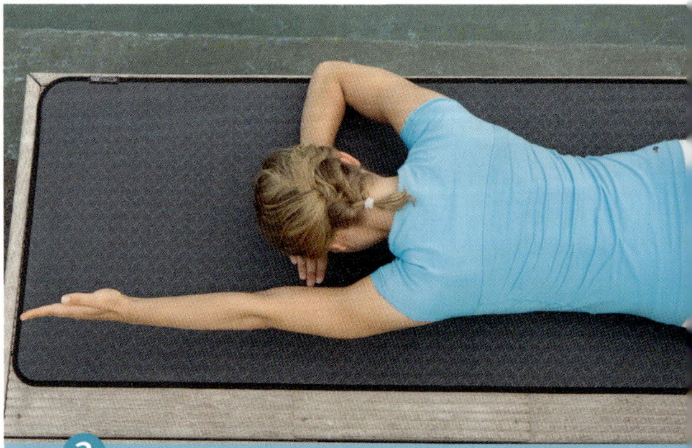
3

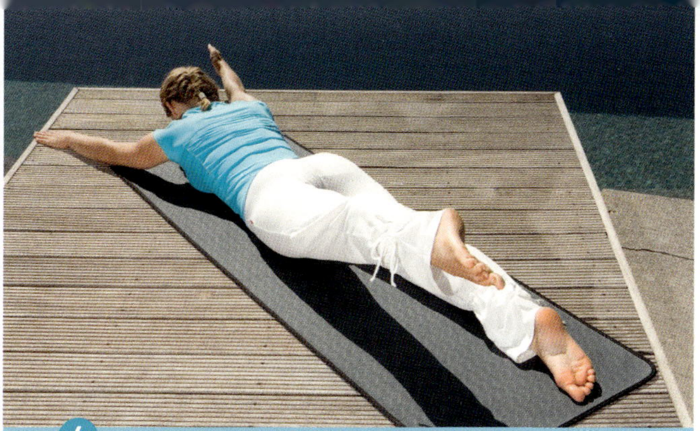

4

L'étoile

- Répétez maintenant cet étirement en diagonale, c'est-à-dire étirez en même temps la jambe gauche et le bras droit, puis l'inverse. Utilisez votre force intérieure pour vous stabiliser et étirez bras et jambes vers l'extérieur, comme les branches d'une étoile. 4

Centrage en position debout

- Essayez maintenant l'étoile en position debout. Sur l'expir, poussez le nombril vers le haut, en direction du centre de la partie dorsale de votre colonne vertébrale. Transférez le poids du corps sur votre jambe droite.
- Amenez la jambe gauche en arrière et le bras droit vers le haut. Comme votre centre énergétique est bien stable, plus rien ne peut vous déséquilibrer. 5

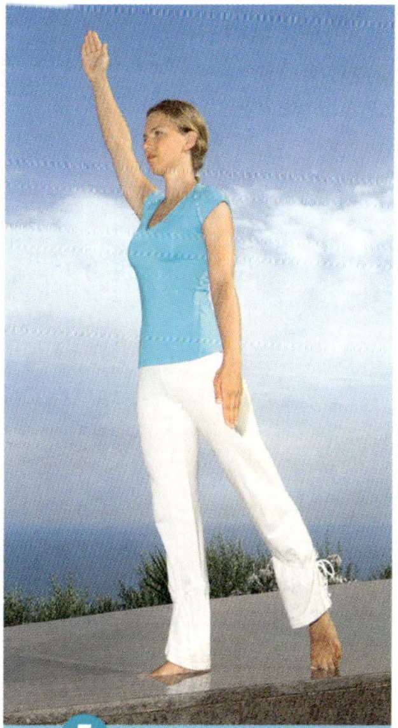

5

Yoga Pilates : le plus de la pratique associée

En travaillant le centrage, portez votre attention sur les sensations au niveau de la zone sensible qu'est votre abdomen, car cela améliore encore la conscience de soi. Un centre du corps fort et puissant améliore également l'équilibre dans les asanas en position debout (voir à partir de la page 65) et optimise la cambrure dans le cobra et les postures associées (à partir de la page 62).

Le centre intérieur en yoga

Selon les écrits anciens, l'homme, s'il pratique le yoga correctement, ne verra jamais son équilibre menacé, même dans des conditions extrêmes. En effet, ses postures font non seulement gagner en puissance et en souplesse, mais apportent aussi l'harmonie intérieure qui permet aux adeptes de vivre sans tension et de relever tous les défis en restant détendu. Les exercices suivants vont vous donner un avant-goût du travail intérieur que vous allez pouvoir accomplir en pratiquant tous les asanas.

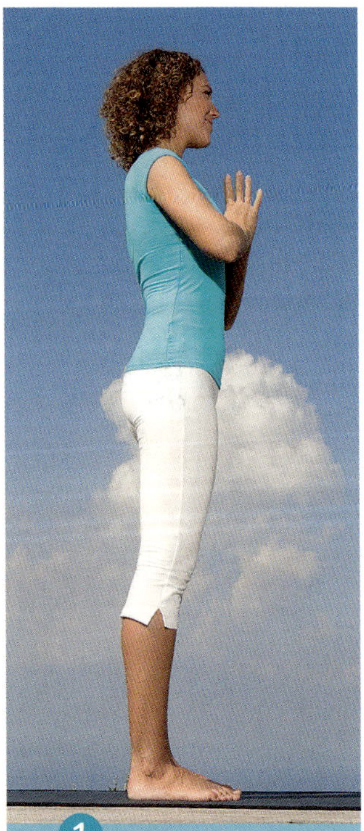

1

Samasthiti (la montagne) : debout et inébranlable

En fait, il s'agit simplement de se tenir debout. Toutefois, plus vous la pratiquez en conscience, plus cette posture vous enrichira sur le plan physique, mental et spirituel.

- Mettez-vous donc en position debout, les pieds parallèles, écartés de la largeur du bassin, le bassin en position neutre. (Éventuellement les mains jointes en salutation.)
- Étirez la colonne vertébrale vers le haut en respectant sa double courbure naturelle, et poussez le sommet du crâne vers le haut. 1
- Portez votre attention sur les points de vos pieds qui vous relient à la terre, à savoir la pulpe des gros et petits orteils et les talons. Reliez-vous à l'énergie solide de la terre, qui vous stabilise et vous redresse.
- Prenez conscience de la distance qui sépare votre bassin de votre tête, et sentez également l'espace qui se situe au-dessus de votre tête, le ciel, domaine du spirituel et de l'inspiration.
- Vous êtes maintenant debout, stable, dressé bien verticalement à partir de votre centre intérieur, inébranlable, et votre corps relie le ciel à la terre.

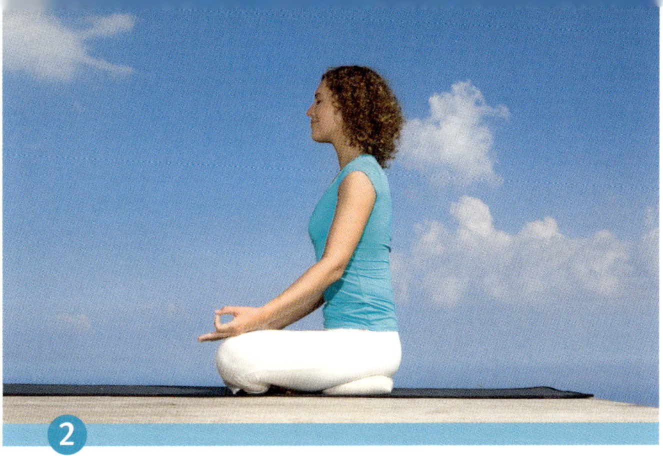

Nada Pasyanti : la colonne vertébrale, canal énergétique

La colonne vertébrale est comparable au tronc d'un arbre dont la force et la souplesse nous confèrent santé et capacité d'adaptation. En yoga, on considère également la colonne vertébrale comme un axe important pour la circulation de l'énergie. Si ce flux énergétique est équilibré, vous l'êtes aussi, sur le plan physique, mental et émotionnel.

- Asseyez-vous en position de méditation, les yeux fermés, et détendez-vous. 2 Imaginez qu'une lumière vive et éclatante brille à la base de votre colonne vertébrale.
- Inspirez calmement en émettant intérieurement le son Om, et balayez mentalement votre colonne vertébrale de bas en haut avec un faisceau de lumière, jusqu'au sommet du crâne.
- Expirez tout aussi paisiblement en émettant mentalement le son Ah et observez la diffusion de la lumière en vous et autour de vous.
- Répétez cet exercice encore 3 à 5 fois en vous laissant guider par votre souffle, puis détendez-vous en conscience.

CONSEIL

- La façon dont vous allez percevoir la méditation est intimement liée à votre position assise. Prenez donc un coussin pour être assis plus confortablement et avoir plus facilement le dos bien droit.

Yoga Pilates : le plus de la pratique associée

Il vous sera plus facile de tourner votre regard vers l'intérieur si vous avez suffisamment développé la musculature du centre du corps par des exercices de Pilates, car vous pourrez alors rester assis le dos bien droit sans tension.

Les mudras : un yoga des doigts très efficace

Nos mains et nos doigts reflètent souvent notre humeur : un tapotement nerveux, des poings serrés de colère ou des applaudissements enthousiastes en sont autant d'exemples. Le yoga des doigts se propose inversement d'influencer notre mental en utilisant certains gestes. Ainsi, les mudras orientent consciemment notre flux énergétique pour dissiper efficacement nos sautes d'humeur, voire les petites anicroches qui pourraient compromettre notre bien-être.

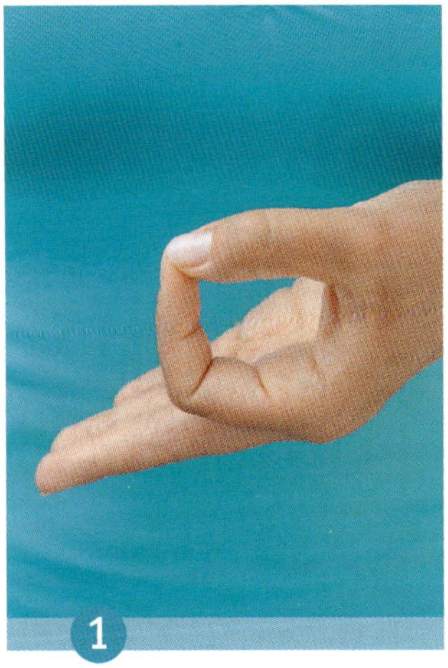

1

CONSEIL

➤ Vous pouvez utiliser dans la vie de tous les jours l'effet de recentrage et de stimulation des mudras. Il est en effet possible de pratiquer presque partout le yoga des doigts, véritable baume pour le mental.

Jnana Mudra

➤ Appliquez doucement l'extrémité du pouce contre celle de l'index. ❶ Le pouce symbolise la conscience cosmique et l'intuition, l'index, la conscience individuelle et l'énergie extérieure. Le cercle que forment ces deux doigts est donc l'objectif ultime du yoga, la réunion harmonieuse de l'individu avec le Tout.

Lotus Mudra

➤ Les deux mains en Jnana Mudra, placez vos pouces côte à côte, en faisant en sorte que la base des pouces se touche aussi. ❷ Padma, la fleur de lotus, est le symbole de l'amour, de la pureté et de l'inspiration. Dans le bouddhisme, elle représente l'effet produit par l'enseignement de Bouddha. En effet, les racines de la plante de lotus s'ancrent dans la vase, tandis que sa magnifique fleur surgit à la surface de l'eau.

Sampurna Mudra

➤ Croisez les mains en gardant les index pointés vers le haut. ❸

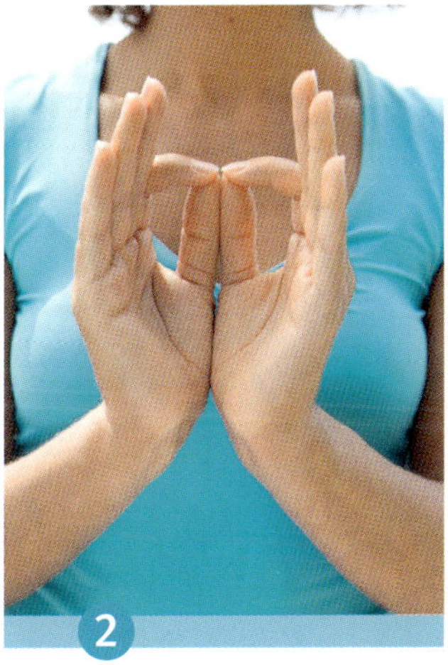

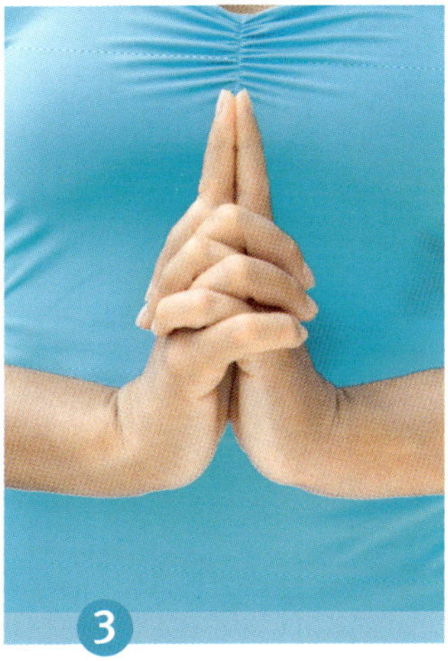

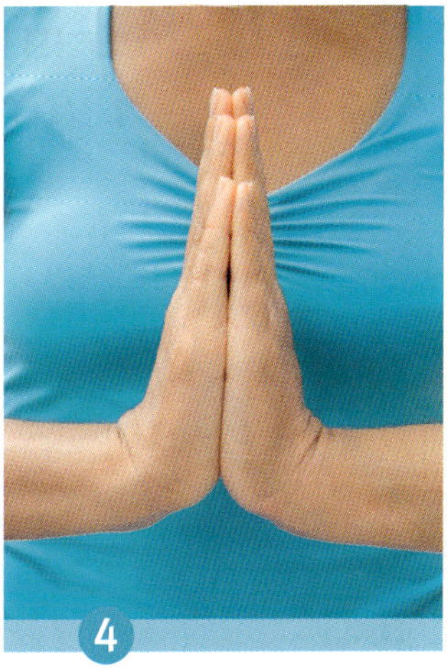

On attribue à ce geste, symbole du détachement, un pouvoir d'harmonisation, car il stimule l'écoulement de l'énergie utilisée.

Anjali Mudra, les mains en salutation

➤ Les mains sont jointes devant la poitrine. ④

L'énergie des mudras et du yoga est immédiatement perceptible dans ce geste très expressif où les deux mains, qui symbolisent la polarité, s'unissent devant le cœur, principal centre de méditation. En yoga, ce mudra exécuté en début et en fin de mouvement représente une oasis perceptible de conscience et de paix. En Inde, on salue et on remercie en faisant ce geste qui porte le nom de Namasté : « Le divin en moi s'incline devant le divin en toi. »

CONSEIL

➤ Dans le livre comme sur le DVD, vous remarquerez que dans tous les asanas, les pratiquants forment des mudras avec leurs doigts. Si c'est trop pour vous au début, vous pouvez commencer à pratiquer sans faire ces gestes et les intégrer par la suite.

Yoga Pilates : le plus de la pratique associée

Pour que les mudras puissent avoir un effet, vous devez toujours les effectuer dans le calme. Cela donnera une dimension méditative à l'ensemble de votre séance de yoga Pilates.

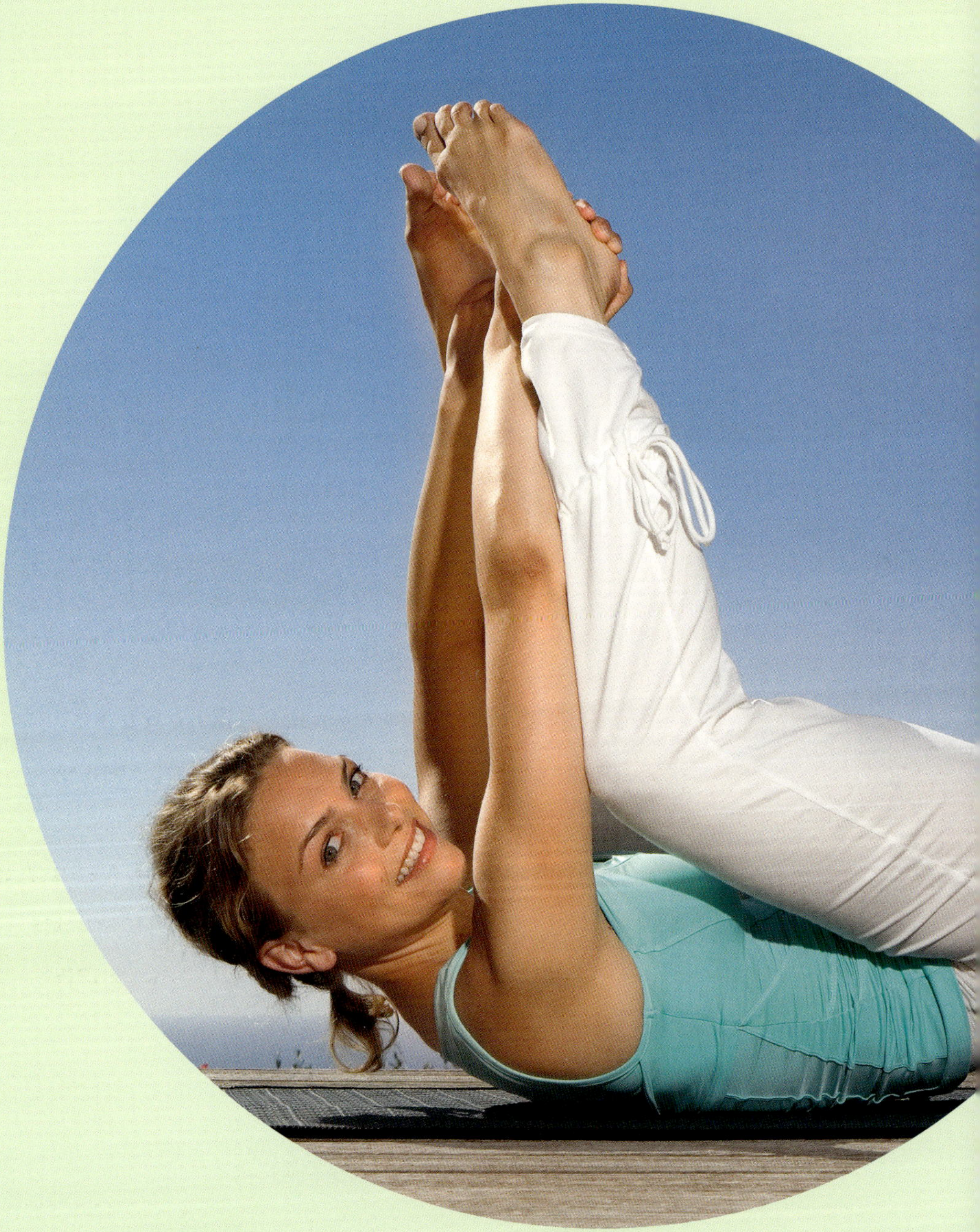

LE PILATES : DÉCOUVREZ LE POUVOIR DU CENTRE DE VOTRE CORPS

Avec le Pilates, vous allez établir un lien étroit avec le centre de votre corps et acquérir ainsi une bonne posture et des mouvements fluides et élégants.

Vous apprendrez aussi à utiliser le souffle comme source d'énergie. Vous allez développer de cette manière votre force intérieure, ce qui constitue la première étape vers une nouvelle maîtrise de votre corps.

Concentration et précision

La clé d'un entraînement de Pilates efficace réside dans l'alignement parfait du corps, associé à l'exécution précise de tous les mouvements. Les exercices de ce chapitre vont vous permettre de redécouvrir les muscles dont vous avez oublié l'existence et d'améliorer la conscience que vous avez de votre corps. Vous serez surpris de constater que d'infimes mouvements peuvent avoir des effets sensibles sur votre bien-être et votre expression corporelle.

Stabilisation du bassin

- Allongez-vous sur le dos, le bassin en position neutre (page 26), les jambes fléchies. Pendant plusieurs respirations, portez votre attention sur votre bassin. Sentez son poids sur le tapis, alignez bien les deux côtés sur une ligne horizontale et poussez-le en direction des pieds pour bien étirer vos lombaires. 1
- Concentrez-vous sur la stabilité de votre bassin et la double courbure de votre colonne vertébrale.

LES EFFETS DE CET EXERCICE

- Il renforce les abdominaux.
- Il optimise la position du bassin.
- Il améliore votre perception de la position naturelle de la colonne vertébrale dans son ensemble.

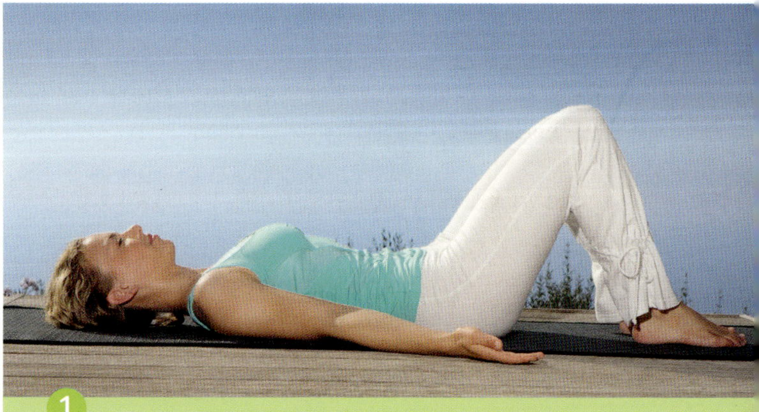

1

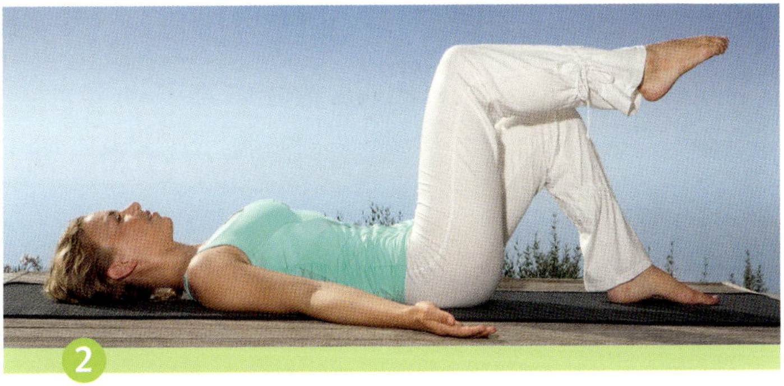

- Inspirez par le nez et prenez conscience de l'étirement tridimensionnel de votre cage thoracique.
- Sur l'expir, poussez la sangle abdominale vers l'intérieur du corps, puis, en gardant la colonne et le bassin bien stabilisés, décollez le pied droit du tapis et amenez la jambe droite fléchie au-dessus du bassin. 2
- Inspirez à nouveau.
- Sur l'expir suivant, poussez à nouveau la sangle abdominale vers la colonne vertébrale et reposez le pied droit au sol.
- Préparez-vous sur l'inspir suivant, puis, en expirant, décollez le pied gauche.
- Continuez en vous laissant guider par votre respiration, en amenant sur chaque expir une jambe fléchie au-dessus du bassin. Changez de jambe à chaque fois.
- Maintenez les parties du corps qui sont en contact avec le sol (coccyx, colonne dorsale, cage thoracique et arrière de la tête) bien immobiles sur le tapis.

Yoga Pilates : le plus de la pratique associée

Dans chacune des postures du yoga, la respiration calme et profonde et l'observation en détente améliorent et affinent la conscience du corps. Vous avez tout à gagner en appliquant ces principes aux mouvements subtils de la stabilisation du bassin en Pilates.

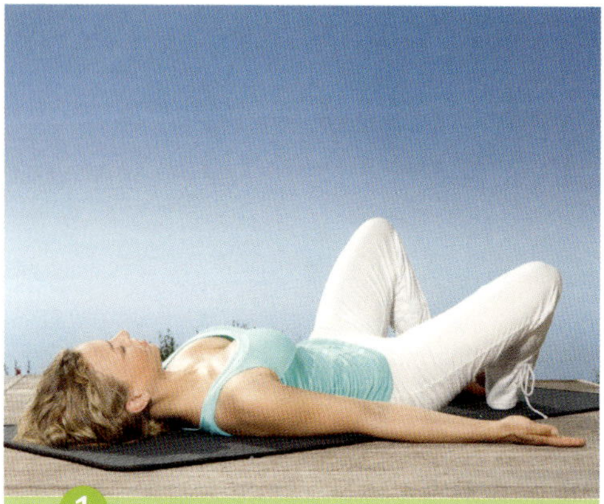

1

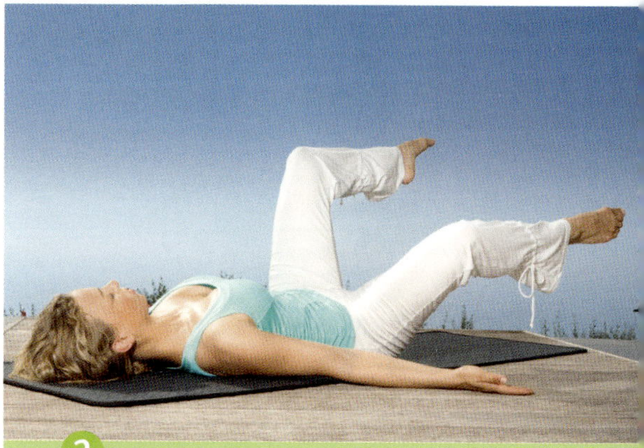

2

Équilibrage du bassin

- Allongez-vous sur le dos, les jambes fléchies, le bassin bien aligné horizontalement. Imaginez que vos os iliaques sont deux projecteurs qui émettent un rayon lumineux vers le plafond.
- Sur l'expir, plaquez la sangle abdominale vers la colonne, puis décollez le talon droit du tapis en écartant le genou droit fléchi. La jambe gauche et le côté gauche du bassin ne doivent absolument pas bouger. 1
- Sur l'expir suivant, reposez le pied droit au sol.
- Répétez ce mouvement en vous laissant guider par votre respiration et en alternant jambe gauche et jambe droite.

LES EFFETS DE CET EXERCICE

- Il fait travailler tous les muscles stabilisateurs du centre du corps.
- Il améliore l'alignement latéral du bassin.

Variante

- Allongé sur le dos en position neutre, soulevez les deux jambes fléchies et prenez la posture de la table, les cuisses à la verticale et les jambes à l'horizontale. Sur l'expir, écartez alternativement la jambe gauche et la jambe droite fléchies sur le côté. Gardez le bassin bien stable, immobile. 2 Souvenez-vous toutefois que la devise du Pilates est « Qui peut le moins peut le plus », et n'oubliez pas que votre objectif principal est de stabiliser votre bassin.

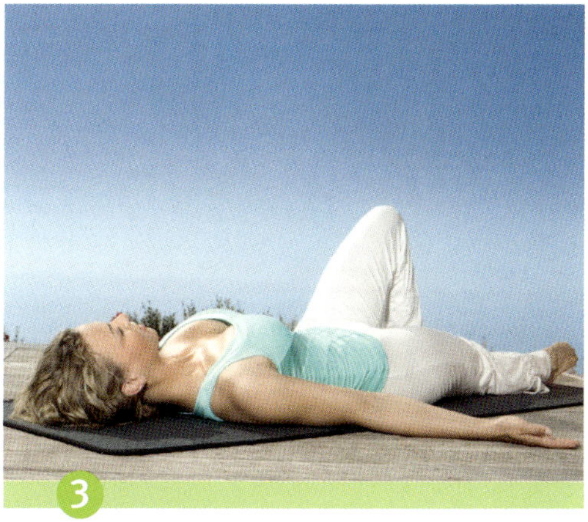

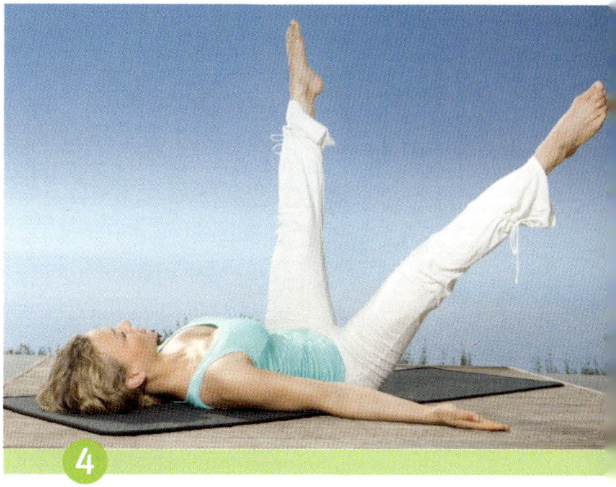

Autres variantes

Une fois familiarisé avec la stabilisation de votre bassin, vous pouvez varier les plaisirs. À chaque fois, préparez-vous à la posture sur l'inspir, puis, en expirant par la bouche, plaquez la sangle abdominale vers les lombaires et essayez l'une ou l'autre des variantes suivantes :

- Étirez une jambe en la faisant glisser sur le tapis. 3
- Tendez une jambe à la verticale, puis, sur l'expir, poussez la sangle abdominale à la fois vers l'intérieur du corps et vers le haut, et reposez la jambe tendue au sol.
- En contrôlant bien le mouvement, bougez vos jambes et observez précisément jusqu'où et dans quelle direction elles peuvent « danser », tout en gardant le bassin et le bas du dos immobiles et plaqués au sol. 4

Yoga Pilates : le plus de la pratique associée

L'équilibrage du bassin améliore sensiblement la stabilité générale dans toutes les postures debout du yoga (à partir de la page 65). Lorsque vous êtes « porté » par votre force intérieure, vous pouvez en effet tenir les asanas en détente tout en lâchant vraiment prise mentalement.

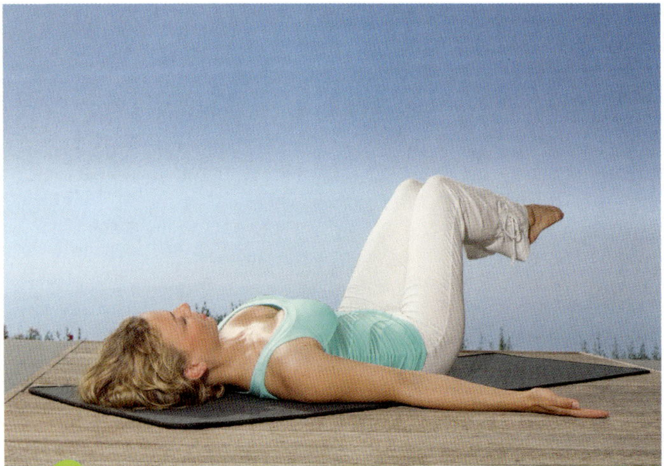

1

LES EFFETS DE CET EXERCICE

- Il améliore la complexe interaction de tous les muscles qui se trouvent au centre du corps.
- Il renforce le plancher pelvien.
- Il stimule le retour veineux dans les jambes.

Cercle des deux jambes / *Double leg circle*

- Allongez-vous sur le dos, les jambes fléchies, les genoux joints, les pieds décollés du sol, les bras le long du corps. **1** Préparez-vous à l'exercice en inspirant.
- Sur l'expir, contractez doucement l'intérieur des cuisses et transmettez cette tension à la face intérieure de la colonne vertébrale via le plancher pelvien.
- Décrivez de petits cercles au-dessus du corps avec les deux jambes jointes fléchies, tout en stabilisant bien votre colonne vertébrale à l'aide de votre force intérieure.
- N'oubliez pas que pendant toute la durée du mouvement, la partie du corps qui est en contact avec le sol doit rester parfaitement immobile. Ainsi, si vous étiez allongé sur le sable, l'empreinte de votre bassin, de votre cage thoracique et de l'arrière de votre crâne resterait identique.
- Respirez calmement, en mettant l'accent sur l'expiration, et agrandissez progressivement les cercles. Le centre de votre corps reste immobile.
- Réduisez maintenant le diamètre de vos cercles comme s'il s'agissait d'une spirale, puis changez de sens.

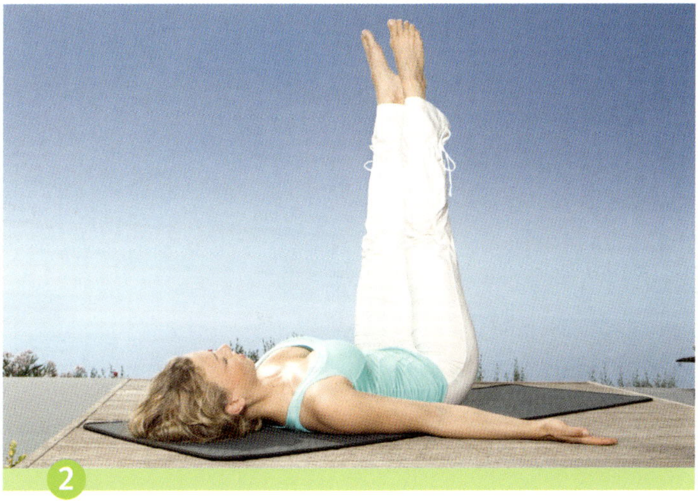

Variante

- Allongé sur le dos en position neutre, tendez les deux jambes à la verticale.
- Vous allez maintenant décrire des cercles avec les jambes tendues, talons joints, pointes des pieds écartées, en veillant que le mouvement parte bien du bassin.
- Sur l'expir, poussez la sangle abdominale vers l'intérieur du corps et vers le haut, et décrivez de petits cercles avec les jambes tendues, dans un sens puis dans l'autre. La distance entre le pubis et le nombril doit rester la même pendant toute la durée de l'exercice. 2

Yoga Pilates : le plus de la pratique associée

Du fait de la subtilité de la respiration yogique et du calme qu'apporte la méditation, la pratique régulière du yoga aiguise la capacité à observer ce qui se passe à l'intérieur de son propre corps. Par effet de domino, cela permet d'améliorer l'alignement et la conscience du corps, deux conditions essentielles pour une pratique efficace du Pilates.

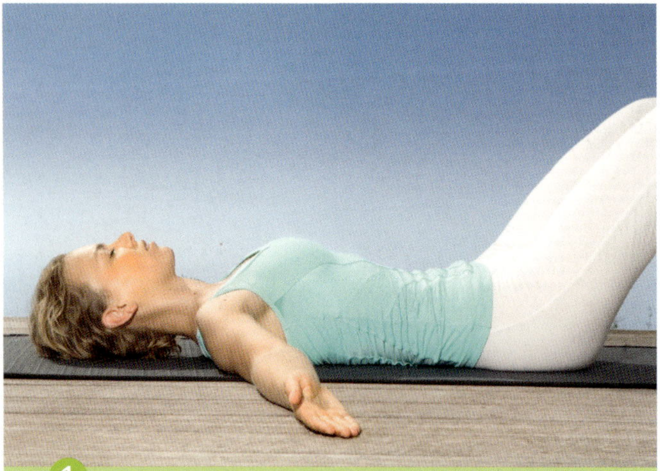
1

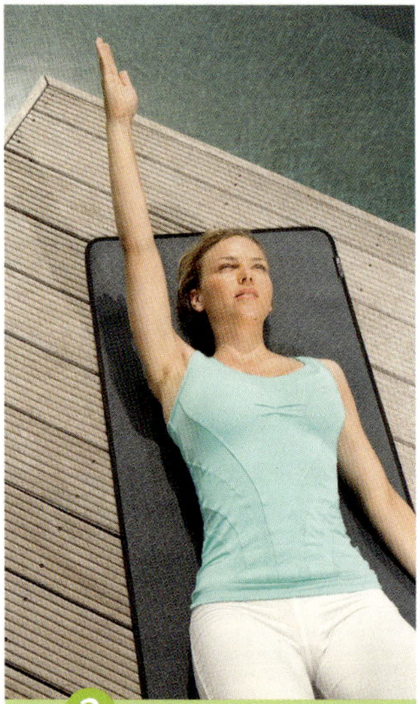
2

LES EFFETS DE CET EXERCICE

- Il détend la nuque.
- Il fait travailler les articulations des épaules.
- Il approfondit la respiration.

Extension des bras / *Ribcage arms*

- Allongez-vous sur le dos, les jambes fléchies, les pieds posés au sol, les bras en croix. Détendez-vous et laissez le bassin, la cage thoracique et la tête peser lourdement sur le tapis. 1
- Inspirez dans la partie dorsale de la cage thoracique.
- Sur l'expir, poussez les abdominaux profonds vers l'intérieur et vers le haut, tout en gardant le bassin et la colonne en position parfaitement neutre.
- Sur l'inspir suivant, étirez bien la colonne vertébrale.
- Sur l'expir, poussez l'omoplate droite en direction du bassin, tout en amenant le bras droit derrière la tête en décrivant un arc de cercle. Amenez le bras le plus loin possible en arrière, en direction du bord supérieur du tapis, tandis que la cage thoracique reste immobile sur le sol. 2
- Ramenez ensuite lentement le bras droit le long du corps sur l'inspir suivant.
- Répétez l'exercice avec le bras gauche, en veillant à ce que la cage thoracique reste bien en contact avec le sol. Pendant que vous faites glisser une omoplate vers le bassin, amenez doucement le bras derrière la tête.

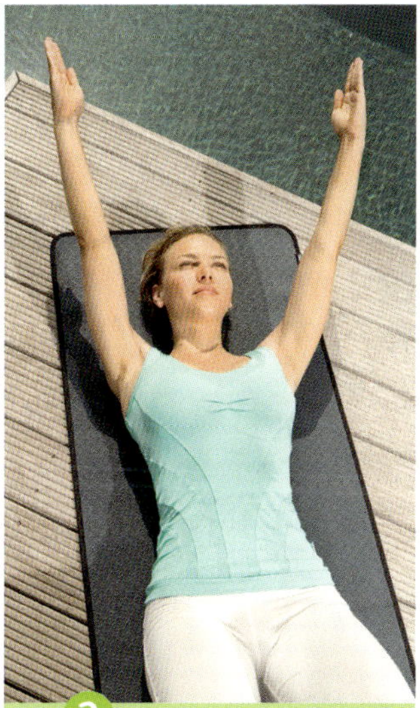

3

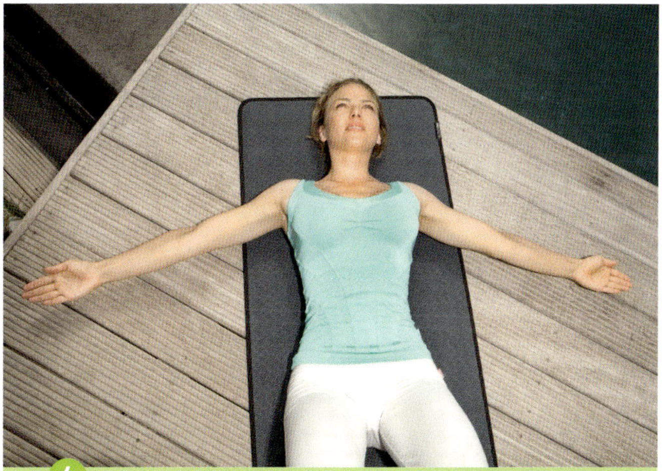

4

Variante

- Après avoir fait l'exercice plusieurs fois d'un côté, puis de l'autre, plaquez la cage thoracique au sol et amenez lentement les deux bras derrière la tête en décrivant un arc de cercle. 3
- Sur l'inspir, écartez les bras de chaque côté et ramenez-les latéralement vers le bassin. 4
- Décrivez ainsi des sortes de cercles avec les deux bras en vous laissant guider par votre souffle. Effectuez ce mouvement des bras en mobilisant votre force intérieure et détendez progressivement la gorge, les épaules et le visage.

Yoga Pilates : le plus de la pratique associée

En travaillant les postures cambrées du yoga (à partir de la page 62), vous apprendrez à quel point il est important de protéger le bas du dos. Ceci est également valable pour le Pilates : la cage thoracique doit rester dans l'alignement du bassin. La moindre bascule vers l'avant, le moindre décollement des côtes inférieures se traduirait en effet par un tassement du bas du dos.

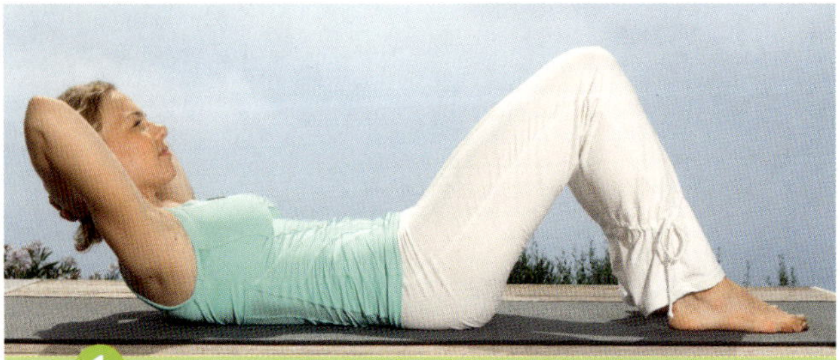

1

Relevé du buste / *Abdominal curl*

- Allongez-vous sur le dos, les jambes fléchies, les pieds posés au sol. Croisez les mains derrière la tête, les pouces sur le bord inférieur de la boîte crânienne et les coudes pointés vers le plafond.
- Par une légère traction des pouces sur l'inspir, étirez délicatement la nuque de façon à créer un hochement minime de la tête ; la gorge reste bien ouverte et dégagée.
- Sur l'expir, éloignez le plus possible le sternum du menton, poussez les côtes en direction du bassin et rentrez le ventre. Soulevez la tête et les épaules de façon à pouvoir voir au-delà de vos jambes. 1
- Sur l'inspir suivant, reposez vertèbre après vertèbre au sol.
- Répétez l'exercice plusieurs fois, en vous concentrant bien sur le glissement du sternum et des côtes inférieures vers le bassin.

Les effets de cet exercice

- **Il aplatit le ventre.**
- **Il fait travailler la colonne dorsale en douceur.**

Variante plus difficile

- Tendez les jambes à la verticale, les pieds pointés vers le haut, puis effectuez les curls en veillant à bien stabiliser le bassin. 2

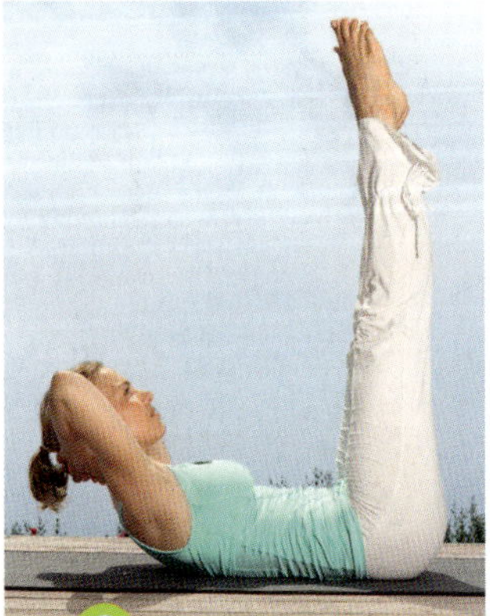

2

Yoga Pilates : le plus de la pratique associée

Avec le yoga, vous apprendrez à vous concentrer sur l'essentiel et à pratiquer de manière détendue. Cela vous aidera à suivre la devise du Pilates, que l'on pourrait résumer par la formule « Qui peut le moins peut le plus », c'est-à-dire que de petits mouvements peuvent avoir des effets importants.

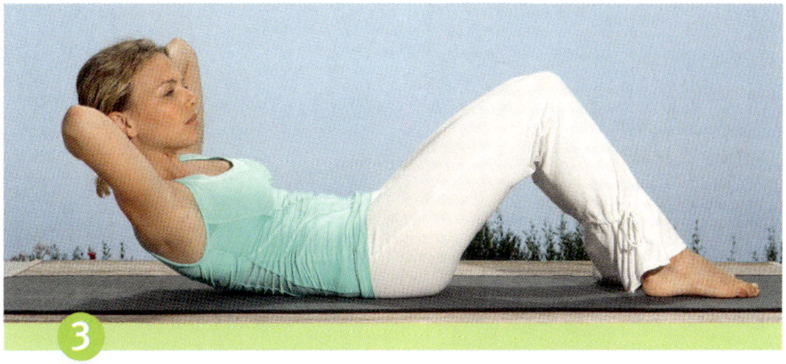

Cercle du buste / *Ribcage circle*

- Allongez-vous sur le dos, les jambes fléchies, les pieds posés au sol, les mains croisées derrière la tête.
- Sur l'inspir, étirez bien la colonne en poussant doucement le bassin vers les pieds et le sommet de la tête vers le haut du tapis.
- Sur l'expir, abaissez le sternum et poussez les côtes vers le bassin, soulevez la tête et le haut du buste, puis décrivez un cercle avec le buste en commençant à droite puis en redescendant à gauche. 3 Revenez en position allongée en inspirant.
- Sur l'expir suivant, décrivez un cercle avec le buste en commençant par la gauche et en redescendant sur la droite. Gardez la nuque, les mâchoires et le visage bien détendus.
- Décrivez ainsi alternativement des cercles de la cage thoracique vers la droite, puis vers la gauche, en vous laissant guider par la respiration. Initiez toujours le mouvement à partir du ventre rentré et tirez bien les côtes vers le bassin.

LES EFFETS DE CET EXERCICE

- Il fait travailler la sangle abdominale dans son ensemble.
- Il mobilise la cage thoracique.

Variante

- Tendez les deux jambes à la verticale et décrivez alternativement des cercles du buste vers la droite et vers la gauche. 4

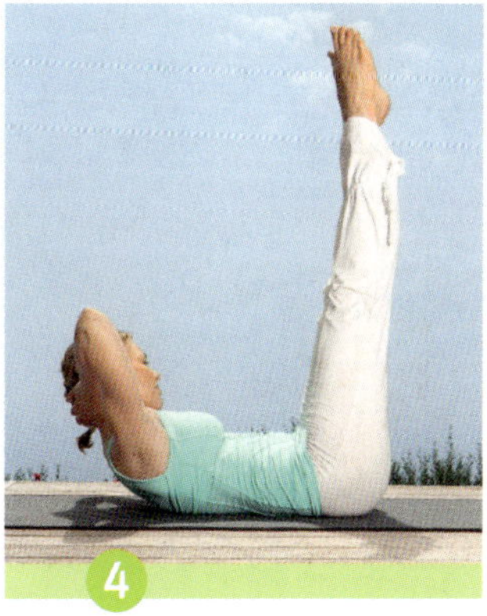

Yoga Pilates : le plus de la pratique associée

En yoga, il n'est pas facile au début d'être bien stable dans les postures, et donc de pouvoir les tenir. Vous y parviendrez petit à petit en vous concentrant consciemment sur votre souffle. Ce qui vous sera également précieux en Pilates.

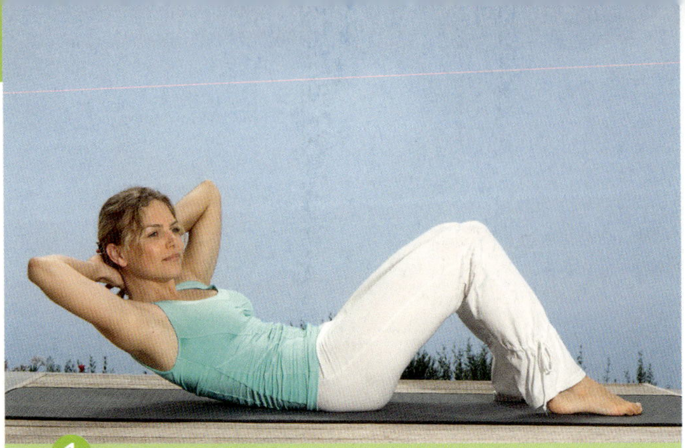

1

Les effets de cet exercice

- Il fait travailler les abdominaux obliques.
- Il mobilise la cage thoracique.

Relevé du buste en diagonale / *Curl-up diagonal*

- Allongez-vous à nouveau sur le dos, les mains croisées derrière la tête. Laissez la tête peser de tout son poids sur les mains.
- Sur l'inspir, faites un petit hochement de tête, comme si vous vouliez acquiescer discrètement.
- Sur l'expir suivant, poussez les côtes inférieures gauches en diagonale vers le côté droit du bassin. Pour ce faire, soulevez le buste en biais en gardant le bassin bien aligné, en position neutre. 1
- Sur l'inspir, revenez en position allongée sur le dos.
- Sur l'expir suivant, soulevez le buste en diagonale vers la gauche, en gardant les coudes bien écartés. Ce mouvement allie torsion de la colonne vertébrale et contraction des abdominaux obliques.

Yoga Pilates : le plus de la pratique associée

En yoga, le corps est considéré comme un don divin. Les asanas permettent d'en acquérir une conscience aiguë, ce qui permet de progresser sur la voie de l'éveil spirituel tout en restant en bonne forme physique. Pratiqué dans cet état d'esprit, le Pilates permet de prendre conscience de sa propre force intérieure.

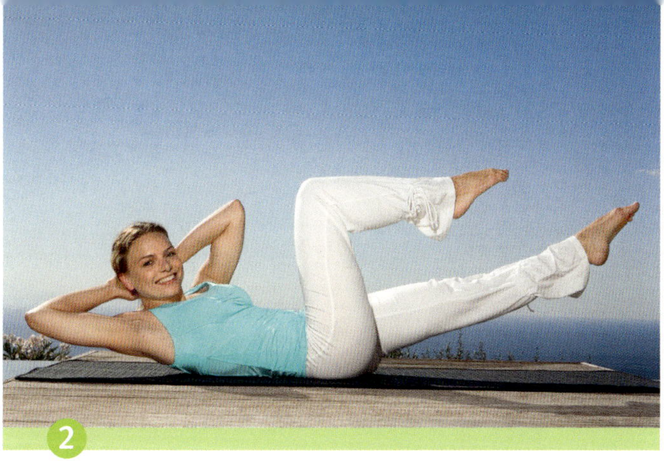

Croisé coude-genou / *Criss cross*

- Allongez-vous sur le dos, les jambes dans la posture de la table (fléchies à angle droit, cuisses à la verticale et tibias à l'horizontale), les mains croisées derrière la tête.
- Sur l'inspir, étirez bien la colonne vertébrale.
- Sur l'expir suivant, abaissez le sternum, plaquez la sangle abdominale vers l'intérieur et soulevez la tête et le buste.
- Tenez la posture en inspirant sur les côtés et dans l'arrière du dos.
- Sur l'expir suivant, tournez le buste vers la droite en effectuant une torsion de la colonne vertébrale, tout en tendant la jambe gauche vers l'avant. Gardez les coudes bien écartés et regardez par-delà la jambe fléchie. 2
- Sur l'inspir suivant, ramenez le buste au centre, sans le reposer.
- Expirez et changez de côté.
- Répétez l'exercice en adoptant un rythme régulier et en changeant de côté à chaque fois.

LES EFFETS DE CET EXERCICE

- Il renforce la sangle abdominale.
- Il étire les fléchisseurs des cuisses.
- Il étire les flancs.
- Il fait travailler la coordination.

Yoga Pilates : le plus de la pratique associée

En Pilates, le souffle accompagne le mouvement auquel il donne aussi l'impulsion. En yoga, il donne une idée de l'état dans lequel se trouve l'individu, une respiration régulière reflétant le calme intérieur. Le fait de connaître ces deux facettes de la respiration permet de prendre conscience de la force profonde du souffle et d'en faire bon usage.

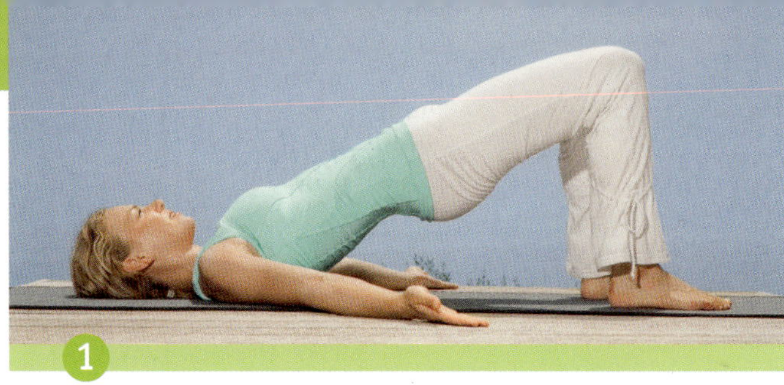

Demi-pont / *Bridging*

LES EFFETS DE CET EXERCICE

- Il mobilise la colonne vertébrale.
- Il stimule le plancher pelvien.
- Il stabilise l'alignement.

- Allongez-vous sur le dos, les jambes fléchies, les pieds posés au sol, écartés de la largeur du bassin, les bras le long du corps, dans une position agréable, les épaules relâchées.
- Sur l'expir, plaquez la sangle abdominale vers la colonne vertébrale et basculez le sacrum de façon à pointer le coccyx vers le haut.
- Soulevez le dos vertèbre après vertèbre jusqu'à ce que le poids du corps soit également réparti entre les omoplates et les pieds. 1
- Sur l'inspir, poussez les genoux vers l'avant pour étirer les flancs. Maintenez la posture en mobilisant le centre du corps. Les fessiers sont détendus.
- Sur l'expir, abaissez le sternum et déroulez la colonne dorsale, puis les lombaires, vertèbre après vertèbre. Basculez enfin le sacrum jusqu'à ce que les ischions pointent vers les talons.
- Sur l'inspir suivant, préparez-vous à reprendre la posture.

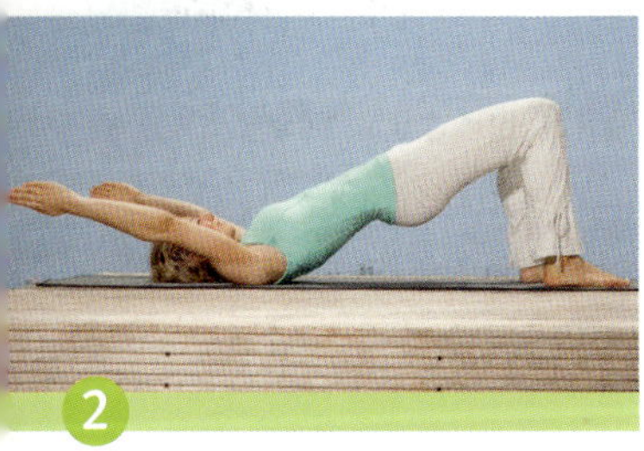

Variante

Dans le demi-pont, ischions alignés avec les genoux, étirez les bras en arrière et effectuez les exercices présentés pages 44-45. 2

Yoga Pilates : le plus de la pratique associée

On trouve également une explication de l'utilité du demi-pont dans l'enseignement ancestral du yoga. En effet, selon cette pratique, qui considère la colonne vertébrale comme un canal énergétique important, la souplesse du rachis est nécessaire à une circulation harmonieuse de l'énergie.

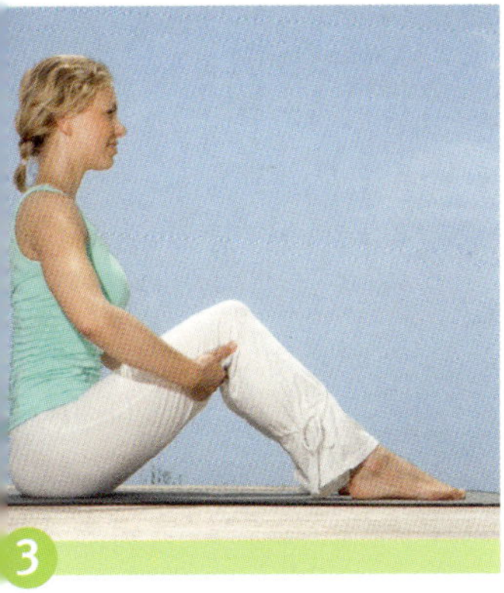

3

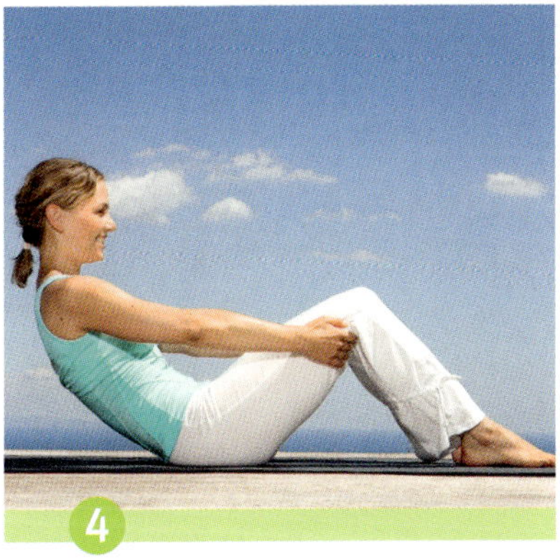

4

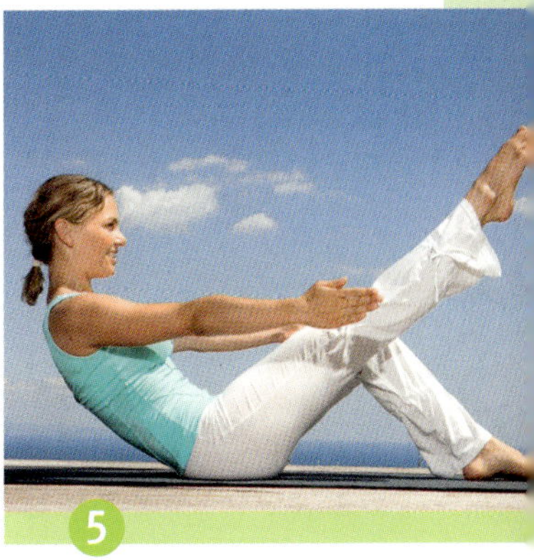

5

Enroulement de la colonne / *Curl-down*

- Mettez-vous en position assise, les jambes fléchies devant vous, les pieds posés au sol. Installez-vous sur la pointe des ischions et poussez le sommet du crâne vers le haut. 3
- Sur l'expir, contractez le périnée et les fessiers et poussez les ischions vers les talons.
- Creusez le ventre et basculez le sacrum en arrière, ce qui donne au corps une harmonieuse courbure en C, depuis le pubis jusqu'au sommet du crâne. 4
- Sur l'inspir, ramenez les épaules au-dessus du bassin et revenez en position assise, en imaginant que votre sacrum pousse le sommet du crâne vers le plafond.

Variante

- En abaissant le sacrum, tendez une jambe dans l'alignement de la cuisse. 5

Yoga Pilates : le plus de la pratique associée

La pratique du Pilates vous apprend à faire travailler tous les muscles de façon adéquate. L'association avec le yoga améliore l'équilibre, non seulement sur le plan physique, mais aussi mental et émotionnel.

LES EFFETS DE CET EXERCICE

- Il renforce la sangle abdominale.
- Il renforce le plancher pelvien et aide à prendre conscience de son importance pour le redressement et le soutien de la posture.
- Il mobilise les lombaires.

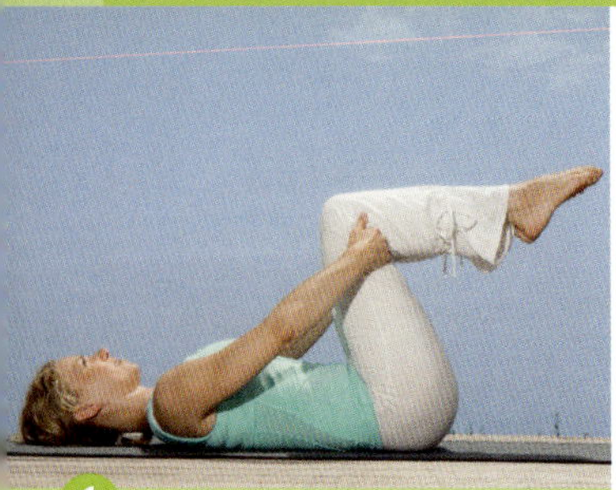

1

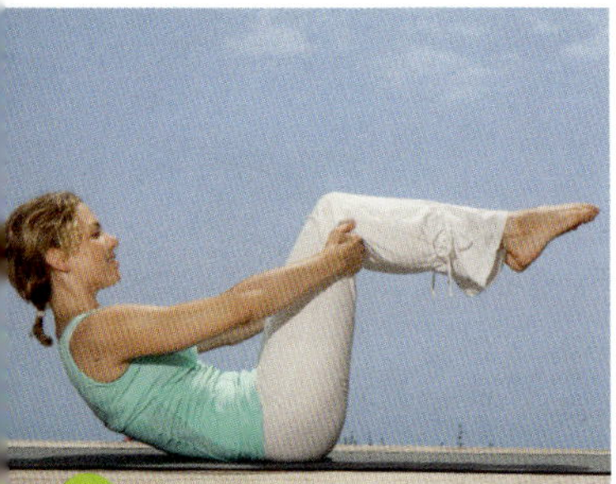

2

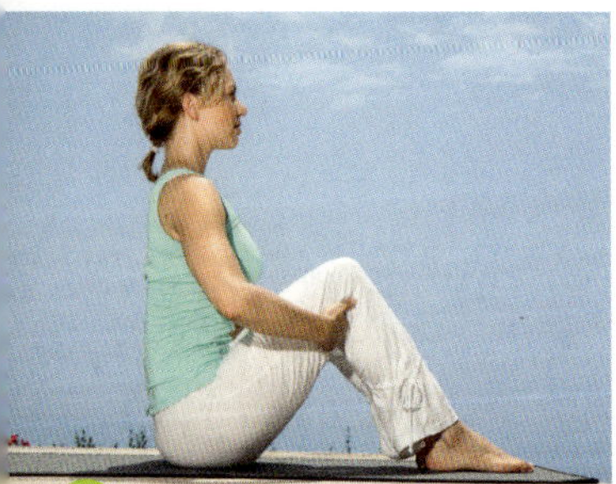

3

Enroulé-déroulé contrôlé / *Assisted roll-up*

- Allongez-vous sur le dos, les jambes dans la posture de la table, les jambes fléchies à angle droit, cuisses à la verticale et jambes à l'horizontale, et saisissez l'arrière des cuisses avec les mains. 1
- Inspirez profondément sur les côtés et dans l'arrière du dos.
- Sur l'expir suivant, abaissez le sternum, poussez les côtes vers le bassin et plaquez prudemment la sangle abdominale vers la colonne. Soulevez le buste en enroulant le dos à partir de la tête. 2
- Laissez peser vos jambes lourdement dans vos mains.
- Revenez doucement en position assise, le dos bien rond, dans un mouvement fluide et régulier, jusqu'à ce que vos pieds joints reposent au sol. 3
- Sur l'inspir, redressez-vous en partant de la base de la colonne.
- Sur l'expir suivant, déroulez le dos en contrôlant le mouvement à l'aide du périnée. Reposez le sacrum au sol, puis toutes les vertèbres les unes après les autres.
- Enroulez et déroulez plusieurs fois le dos ainsi. Ne vous laissez pas entraîner par la pesanteur, contrôlez bien ce mouvement de va-et-vient depuis le centre de votre corps. Vous pouvez interrompre le mouvement à tout moment pour vous rééquilibrer.

LES EFFETS DE CET EXERCICE

- Il fait travailler le positionnement du bassin.
- Il harmonise la courbure naturelle de la colonne vertébrale.

Yoga Pilates : le plus de la pratique associée

Il existe aujourd'hui une offre de cours très diversifiée, tant en yoga qu'en Pilates. Ces nouvelles variantes accordent une place de choix aux enchaînements fluides comme celui-ci, qui viennent compenser les positions très statiques de la vie moderne. C'est justement cette approche que l'on retrouve dans le yoga Pilates.

Enroulé-déroulé / *Roll-up*

- En position allongée, étirez les deux jambes vers le bas et les deux bras en arrière. ❹
- Sur l'inspir, amenez les deux bras à la verticale.
- Sur l'expir suivant, contractez les abdominaux et enroulez le dos vertèbre après vertèbre, en commençant par la tête, pour venir en position assise. Gardez les deux jambes plaquées au sol. ❺
- Sur l'inspir suivant, étirez-vous vers l'avant, en allongeant votre buste au maximum. ❻
- Sur l'expir, reposez le sacrum au sol, puis déroulez le dos vertèbre après vertèbre.

LES EFFETS DE CET EXERCICE

- Il renforce la sangle abdominale.
- Il améliore la conscience du corps par le biais de mouvements fluides, mais impliquant un puissant travail musculaire.

Yoga Pilates : le plus de la pratique associée

Appliquez ici un principe cher au yoga : ne forcez pas. Si vos jambes se soulèvent lorsque vous enroulez le dos, cela indique clairement que vous fournissez un effort trop important. Dans ce cas, optez plutôt pour la version précé dente (*Enroulé-déroulé contrôlé*, page 52) qui protège les lombaires.

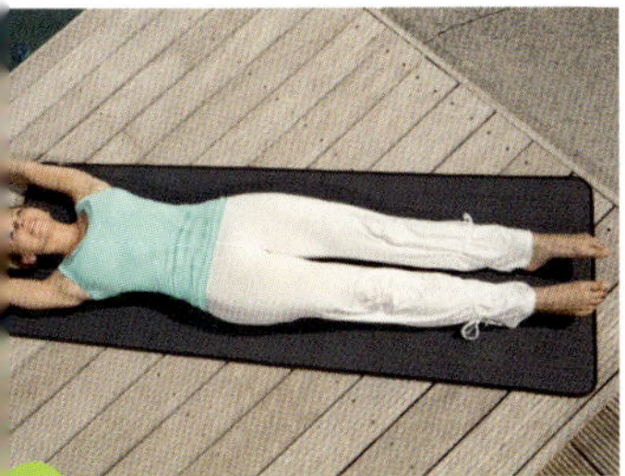

4

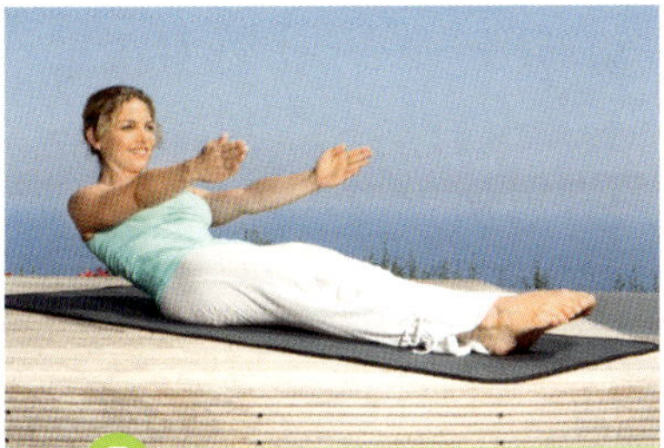

5

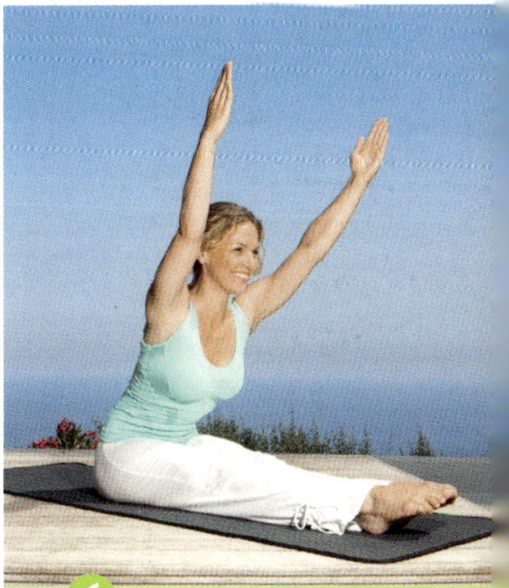

6

LES EFFETS DE CET EXERCICE

- Il muscle les fessiers que la jambe sollicite.
- Il améliore la mobilité de l'articulation de la hanche.

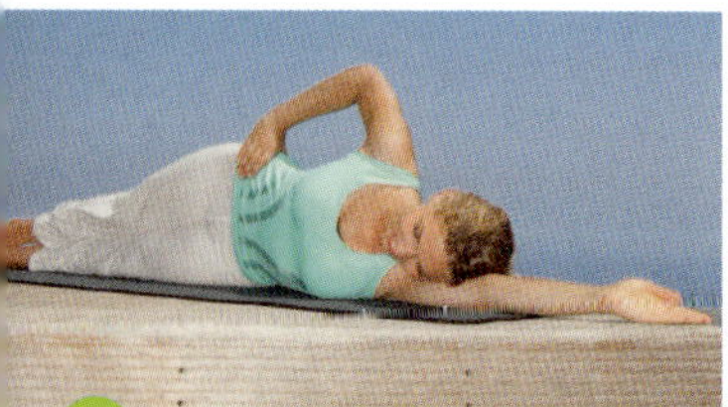

1

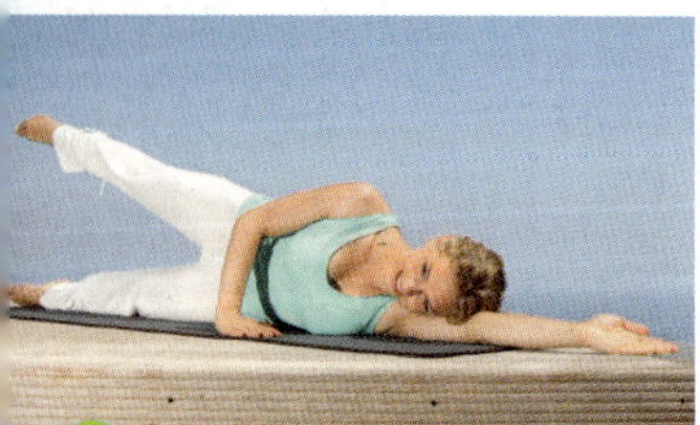

2

Élévation latérale de la jambe en abduction / *Side-kick abduction*

- Allongez-vous sur le côté gauche, le bras gauche, le buste et les jambes bien alignés.
- Posez la main droite sur la taille. Poussez le côté droit du bassin vers les pieds et pointez les ischions vers les talons. Les deux côtés du bassin sont à la verticale l'un de l'autre. Prenez conscience de l'agréable étirement du bas du dos. Pour intérioriser cet alignement, balancez-vous plusieurs fois d'avant en arrière. 1
- Sur l'expir, rentrez consciemment la taille et le ventre.
- Sur l'expir suivant, étirez la jambe supérieure (à savoir la jambe droite) puis soulevez-la bien tendue. La taille reste creusée sur le flanc gauche. 2
- Imaginez que vous portez autour de la taille une puissante ceinture musculaire qui relie le bassin aux côtes inférieures tout en poussant les lombaires vers l'avant et en creusant la taille et le ventre.
- Sur l'inspir, abaissez la jambe droite.
- Répétez l'opération plusieurs fois, puis passez à l'*Élévation latérale de la jambe en adduction* (voir page 55) avant de changer de côté.

Yoga Pilates : le plus de la pratique associée

En yoga, on part du principe que le développement personnel nécessite un minimum d'autodiscipline. Ce principe est également valable en Pilates : seule une pratique régulière et concentrée permet d'obtenir des résultats.

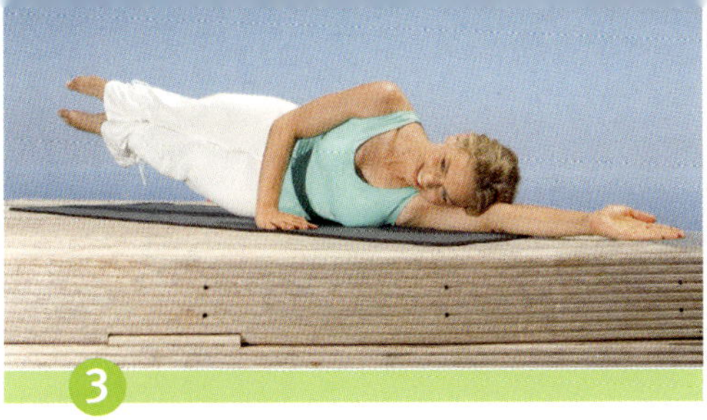

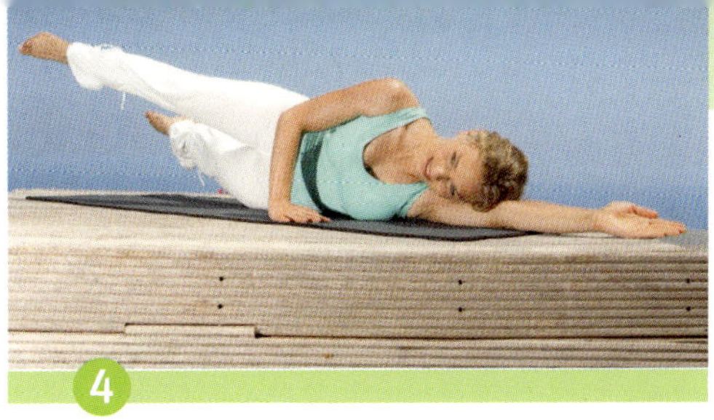

Élévation latérale de la jambe en adduction / *Side-kick adduction*

- Décollez la jambe supérieure tendue du sol puis, sur l'expir, décollez également la jambe inférieure jusqu'à ce que vos talons se touchent. ❸
- Abaissez ensuite la jambe inférieure sur l'inspir. Hormis cela, tout reste inchangé.

LES EFFETS DE CET EXERCICE

- Il renforce les muscles intérieurs des cuisses.
- Il améliore le contrôle général du torse.

Variante

- Faites des ciseaux d'avant en arrière, les jambes bien tendues. Ces petits mouvements de va-et-vient stimulent les muscles stabilisateurs. ❹

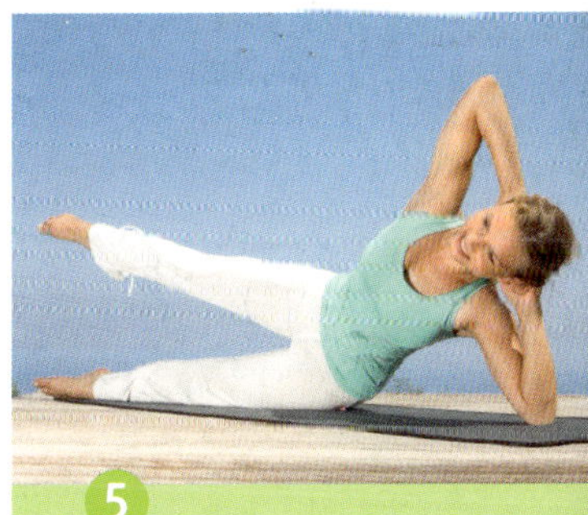

Pour aller encore plus loin

- En position allongée sur le côté, croisez les mains derrière la tête et poussez les omoplates vers le bassin jusqu'à ce que le buste se soulève, la tête dans le prolongement de la colonne vertébrale.
- Tenez-vous maintenant en équilibre sur le coude ❺, stabilisez-vous à partir du centre du corps et effectuez les trois variantes de mouvement latéral de la jambe à partir de cette position de départ.

Yoga Pilates : le plus de la pratique associée

Plus l'exercice est complexe, plus vous devez fournir un effort de concentration intense. Vous pourrez vous y entraîner avec les exercices de méditation yogique (à partir de la page 74) ou avec les postures d'équilibre (à partir de la page 65).

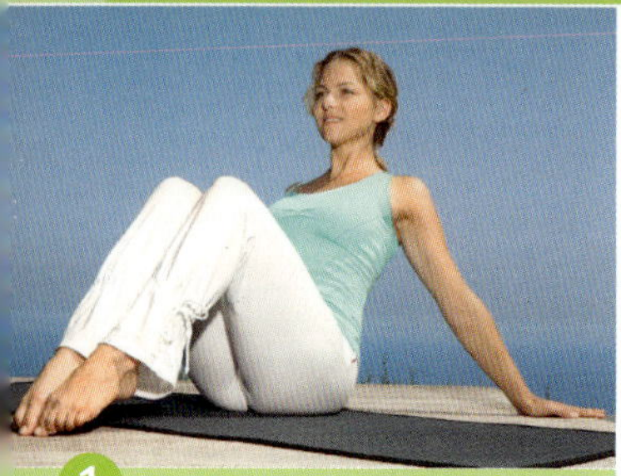

1

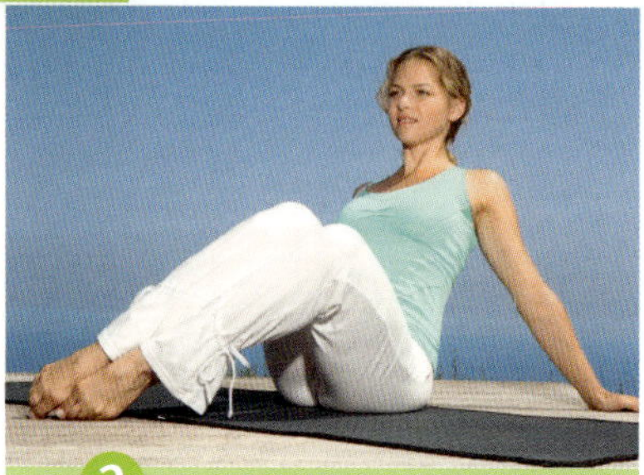

2

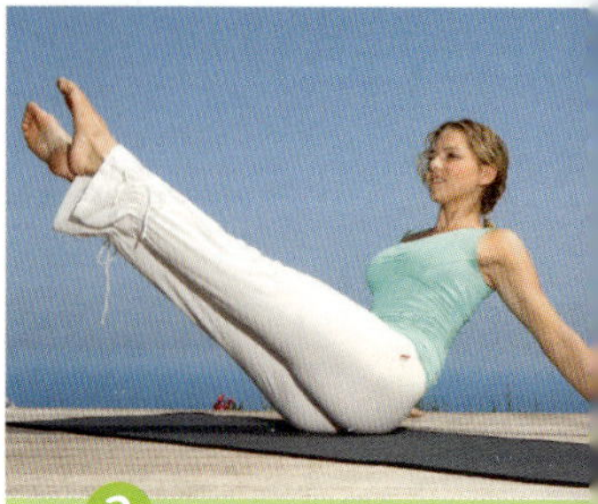

3

LES EFFETS DE CET EXERCICE

- Il vous aide à prendre conscience de ce qu'est une posture bien droite.
- Il améliore l'équilibre.

Cancan

- Mettez-vous en position assise, le dos bien droit, les genoux fléchis, les mains posées derrière vous, les doigts pointés vers l'arrière.
- Transférez le poids du corps légèrement en arrière des ischions. Soulevez les talons et étirez-vous bien vers le haut. ❶
- Sur l'expir, poussez le nombril vers l'intérieur et vers le haut. Sortez la poitrine, faites-la « rayonner » et écartez bien les épaules.
- Sur l'inspir, amenez les genoux fléchis sur la gauche. ❷
- En expirant, ramenez ensuite les jambes tendues devant vous.
- Sur l'inspir suivant, amenez les jambes fléchies à droite.
- Répétez l'exercice plusieurs fois en changeant de côté à chaque fois. Redressez bien le buste et répartissez le poids du corps sur vos deux mains.

Variante

- À la fin de l'inspir, tendez les jambes. ❸
- Sur l'expir suivant, ramenez les deux jambes tendues devant vous, puis fléchissez-les et basculez les genoux fléchis du côté gauche.

Yoga Pilates : le plus de la pratique associée

En yoga, la terre représente la confiance et la stabilité, et le ciel la légèreté et les pensées. Quant au corps, il relie ces deux éléments. Cette image vaut aussi pour le Pilates.

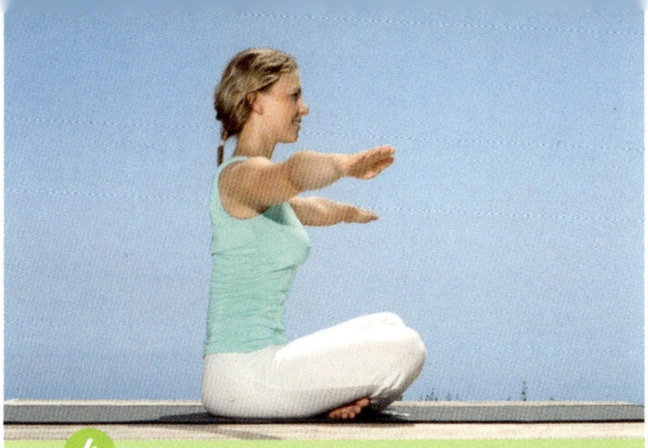

4

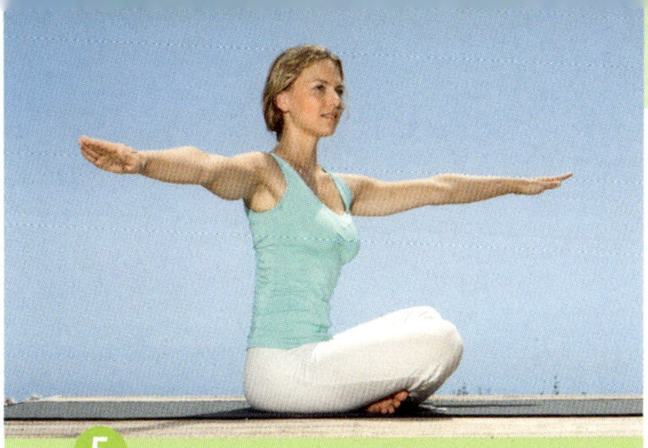

5

Rotation de la colonne / *Spine twist*

- Mettez-vous en position assise, bien dressé sur vos deux ischions, le dos droit, les jambes tendues en avant, légèrement écartées. Poussez le sommet du crâne vers le plafond. S'il vous est trop difficile de rester assis le dos droit et les jambes tendues en avant, asseyez-vous en tailleur ou bien sur un coussin.
- Sur l'expir, abaissez les omoplates et écartez les bras en croix. 4
- Inspirez, puis, sur l'expir suivant, pivotez la colonne vertébrale sur toute sa longueur vers la droite, en spirale. 5
- Sur l'inspir suivant, revenez au centre.
- Lors de cette torsion, veillez à garder la taille toujours bien alignée latéralement. La cage thoracique pivote sans effort à droite et à gauche au-dessus du bassin.

LES EFFETS DE CET EXERCICE

- Il renforce le dos.
- Il étire la colonne vertébrale dans une torsion harmonieuse.
- Dans la variante effectuée les jambes tendues, il étire l'arrière des jambes.

Variante

- Vous pouvez aussi effectuer cette torsion jambes tendues. 6

Yoga Pilates : le plus de la pratique associée

L'un des objectifs du yoga est d'améliorer la conscience du corps et d'apprendre à observer ce qui se passe sans porter de jugement. Le fait d'allier la précision du Pilates à la qualité d'observation du yoga conduit à accorder une plus grande estime au corps et davantage d'attention à ses mouvements.

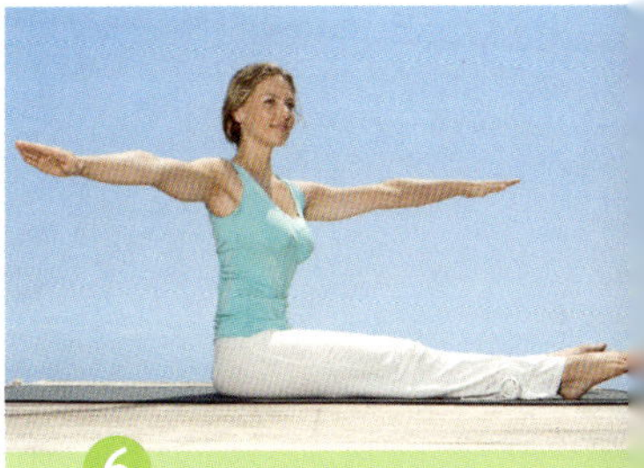

6

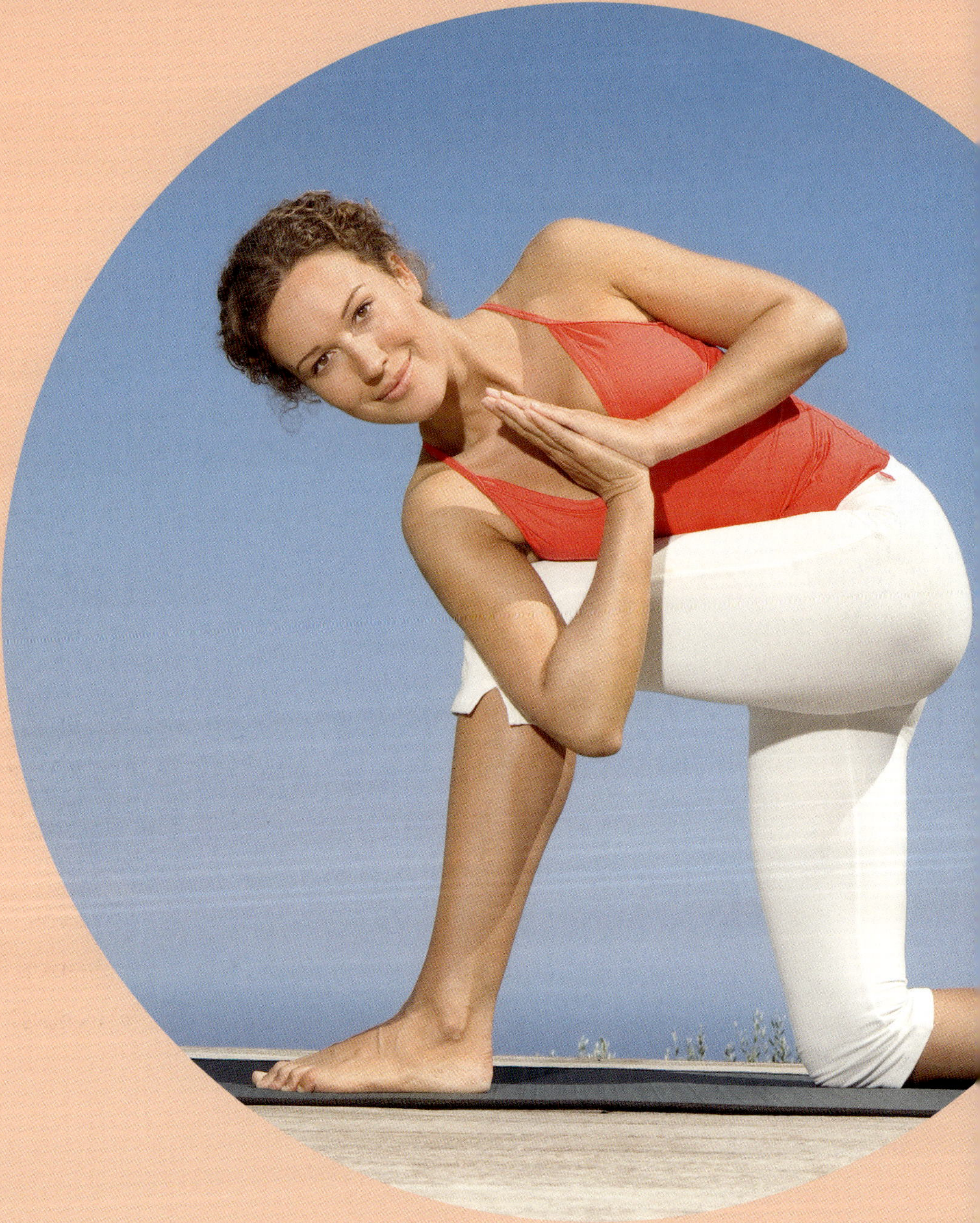

LE YOGA : LA MÉDITATION EN MOUVEMENT

Plongez dans l'univers de la « relaxation par le mouvement » que vous ouvrent tant les postures statiques que les enchaînements fluides du yoga. En vous concentrant sur votre souffle et sur votre corps, vous allez trouver l'équilibre et l'apaisement. Chaque asana sollicitera vos os, vos muscles et vos articulations de façon harmonieuse, vous aidant ainsi à centrer et à aligner votre corps, mais aussi à apaiser votre mental et calmer vos émotions.

Tourner son regard vers l'intérieur

Maintenant que vous êtes à l'aise avec le Pilates, abordons le yoga : vous pouvez considérer que chaque asana vous donne l'occasion de tourner votre regard vers l'intérieur et de bien sentir en conscience la posture ou l'enchaînement effectué...

LES EFFETS DE CET EXERCICE

- Il est calmant et relaxant.
- Il étire et détend agréablement le dos.
- Il approfondit la respiration.

La posture de l'enfant

- Prenez la posture du chat : à quatre pattes, les bras écartés de la largeur des épaules, le dos droit. ❶
- Sur l'expir, asseyez-vous sur les talons, amenez le buste contre les cuisses et posez le front et les avant-bras au sol. Laissez la pesanteur agir et pousser le buste vers le bas. ❷
- Détendez-vous, respirez dans toute la largeur et sur toute la longueur de votre dos.

Yoga Pilates : le plus de la pratique associée

La détente qu'apporte la posture de l'enfant est également très appréciable après les exercices de Pilates : elle vous aide alors à retrouver le calme, à vous recentrer et à sentir votre souffle.

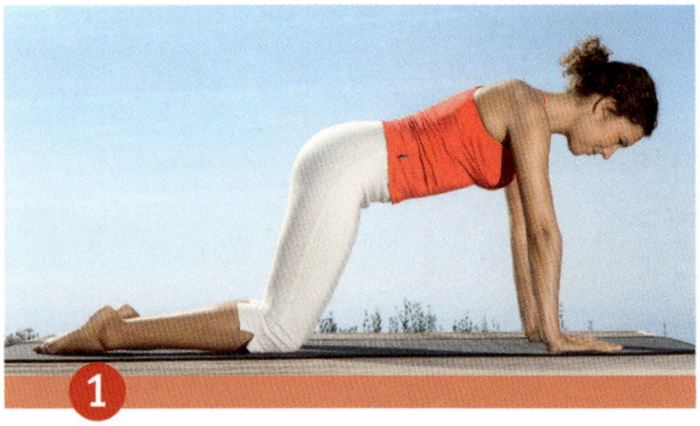

1

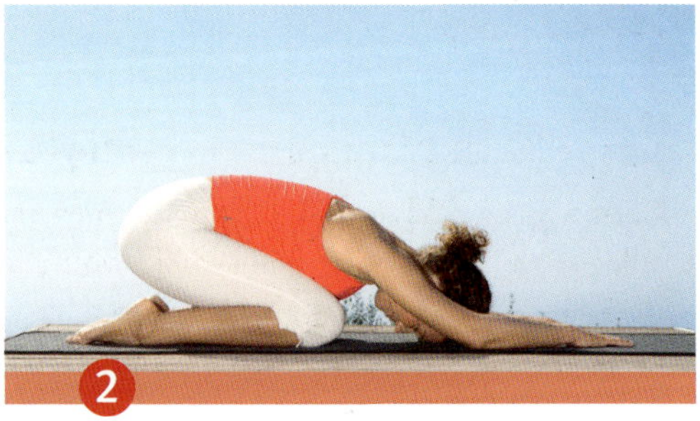

2

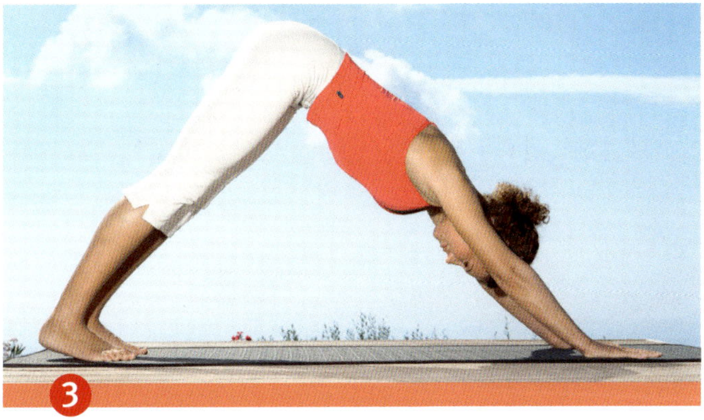

3

Le chien qui s'étire

- Prenez la posture du chat, les doigts à plat écartés sur le sol. Prenez appui sur le bout des doigts et la paume des mains.
- Sur l'inspir, étirez bien la colonne vertébrale.
- Sur l'expir, prenez appui sur les orteils et tendez les jambes en poussant le bassin vers le haut. 3
- Restez dans la posture du chien qui s'étire pendant plusieurs respirations, en repoussant bien les ischions vers le haut et les talons vers le sol. Pivotez les épaules vers l'extérieur et éloignez-les le plus possible des oreilles.
- Étirez bien tout le buste vers le haut et vers le bas, comme les jambes, ne vous contentez pas de laisser peser la cage thoracique vers l'avant.
- Lorsque vous voulez revenir, poussez le menton contre le sternum, arrondissez harmonieusement le dos, puis fléchissez les genoux et posez-les au sol. Sur l'inspir suivant, redressez le dos vertèbre après vertèbre en partant du bassin, de façon à revenir dans la position du chat.

Yoga Pilates : le plus de la pratique associée

Le principe du Pilates qui intègre les côtes inférieures et le bassin dans un même ensemble (voir page 25, *La cage thoracique*, un élément clé) aide à bien aligner la colonne vertébrale dans la posture du chien qui s'étire.

LES EFFETS DE CET EXERCICE

- Il étire les épaules et l'arrière des jambes.
- Il redresse la colonne vertébrale.
- Il augmente petit à petit la force musculaire des bras.

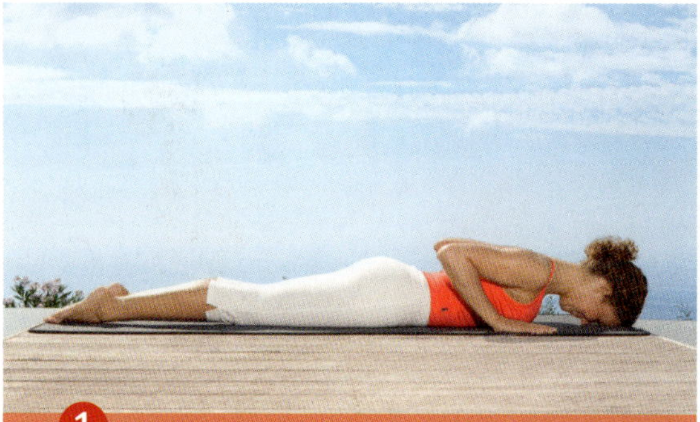

1

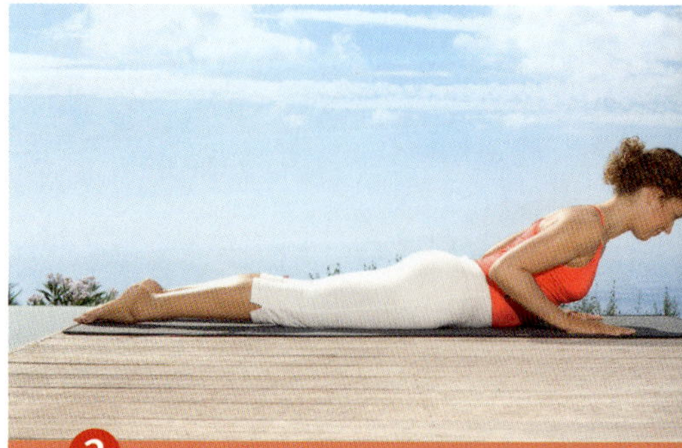

2

Les effets de cet exercice

- Il étire les pectoraux.
- Il renforce les muscles redresseurs du dos.
- Il rééquilibre la ligne des épaules.

Le cobra

- Allongez-vous sur le ventre, les mains à hauteur de la poitrine, l'extrémité des doigts en dessous de la ligne des épaules, le front posé au sol. 1
- Détendez bien les muscles antérieurs des cuisses et les fessiers. Plaquez la région de l'aine et le pubis au sol et basculez légèrement le bassin, de façon à pointer les ischions vers les talons.
- Sur l'inspir, étirez la colonne vertébrale et redressez lentement le buste par la seule force du dos. Gardez la nuque dans le prolongement de la colonne et repoussez les omoplates vers le bassin. Transférez ensuite le poids du corps sur les mains et continuez à redresser le buste en prenant appui sur les mains et en veillant à ne pas tasser les lombaires. 2
- Sur l'expir, reposez le buste et le front au sol.
- En vous laissant porter par votre souffle, continuez ainsi : redressez le buste sur l'inspir, tout d'abord par la seule force des muscles du dos, puis en prenant appui sur les mains, et revenez au sol sur l'expir. Dans cette posture, l'important n'est pas de monter le plus haut possible, mais de garder la colonne vertébrale bien étirée et les épaules bien abaissées.
- Après avoir effectué la posture plusieurs fois en dynamique, tenez-la ensuite calmement pendant plusieurs respirations, en regardant devant vous. Imaginez que votre cage thoracique est une voile qui se déploie et remue au gré du souffle.

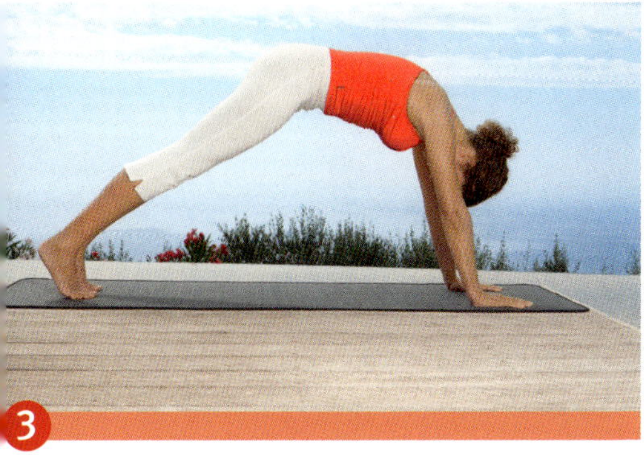

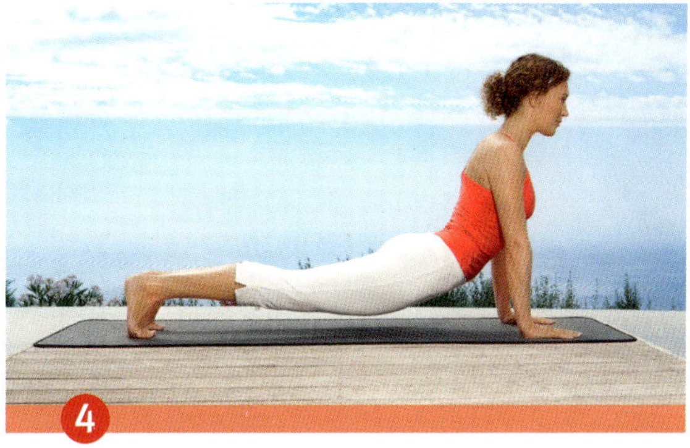

- Revenez enfin dans la posture de l'enfant (page 60) en passant par la posture du chat et observez votre corps en conscience.

Variante : Le cobra en suspension

- Prenez la posture du chien qui s'étire (page 61). Sur l'expir, rentrez le menton vers le sternum et arrondissez le dos en partant de la tête. Transférez le poids du corps sur les bras et les mains. ❸
- Sur l'inspir suivant, abaissez lentement le bassin vers le sol en étirant bien l'aine et le pubis sans bouger les mains ni fléchir les bras. Creusez le dos vertèbre après vertèbre en partant du bassin, en contrôlant bien le mouvement, de façon à arriver dans la posture du cobra en suspension. ❹
- Sur l'expir, repoussez le bassin vers le haut pour revenir dans la posture du chien qui s'étire. Restez dans cette posture pendant une inspiration, puis sur l'expir, recommencez l'enchaînement.

Yoga Pilates : le plus de la pratique associée

Dans cette posture cambrée, le principe du Pilates qui consiste à sentir et à maintenir reliés les côtes inférieures et le bassin peut vous aider à protéger et à stabiliser le bas du dos.

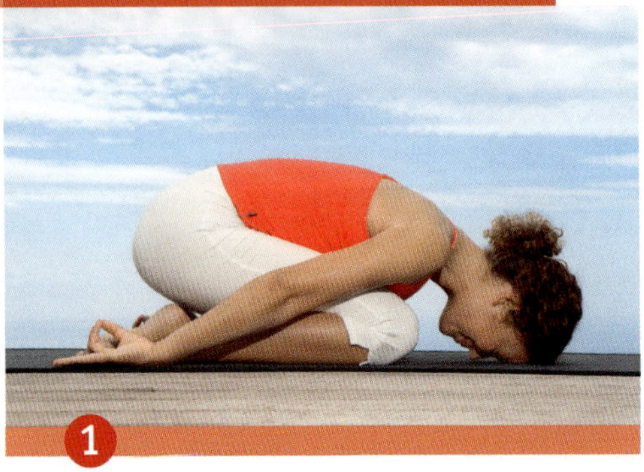

1

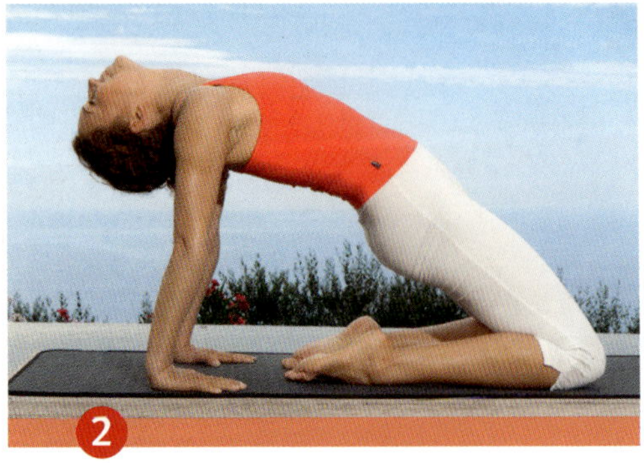

2

LES EFFETS DE CET EXERCICE

- Il étire les muscles antérieurs des cuisses.
- Il étire la région de l'aine et le pubis.
- Il ouvre la cage thoracique.

Le chameau

- Prenez la posture de l'enfant, les bras allongés le long du corps, le dos des mains au sol à côté des pieds. ❶
- Sur l'expir, basculez le bassin, transférez le poids du corps vers l'arrière et posez les mains au sol derrière vous, les doigts pointés vers les talons en soulevant le bassin.
- Sur l'inspir, contractez le périnée, poussez le bassin vers le haut et étirez le pubis. Déroulez le dos vertèbre après vertèbre en l'allongeant bien et en contrôlant la cambrure. Pour protéger la nuque et les lombaires, assurez-vous que la courbure est régulière sur toute la longueur de la colonne vertébrale. Choisissez une position de la tête qui vous est agréable. ❷
- Sur l'expir, ramenez le bassin sur les talons et basculez légèrement en avant. Arrondissez le dos et penchez le buste en avant, pour revenir tranquillement dans la posture de l'enfant.
- Recommencez plusieurs fois l'enchaînement.
- Tenez ensuite la posture du chameau quelques respirations.
- De retour dans la posture de l'enfant, observez votre corps en conscience.

Yoga Pilates : le plus de la pratique associée

Le centrage développé par la méthode Pilates (voir à partir de la page 29) confère une puissance abdominale qui contribue à protéger les lombaires dans cet asana.

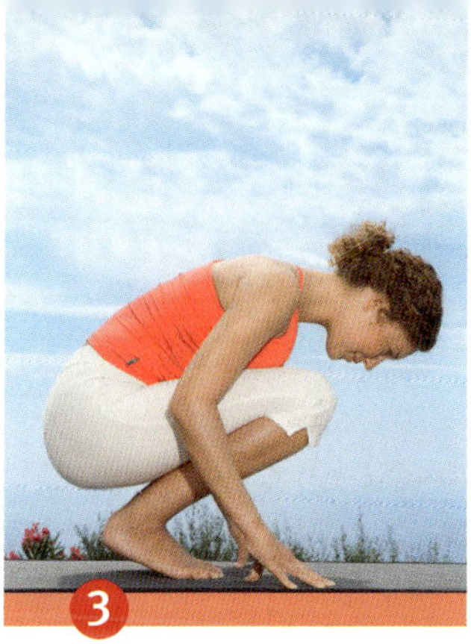

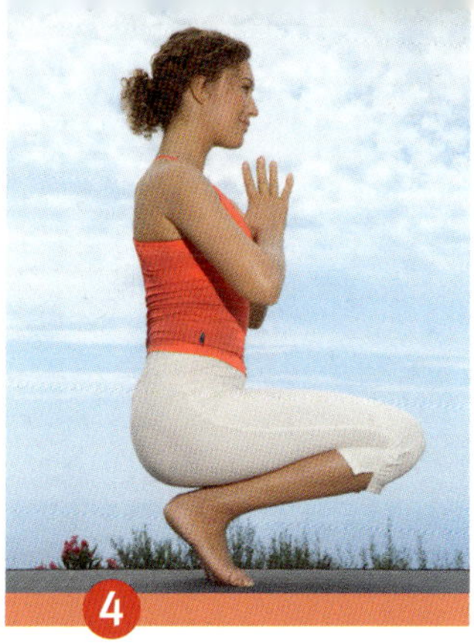

Équilibre sur les orteils en position accroupie

- Prenez la posture du chien qui s'étire (page 61). Sur l'inspir, relevez légèrement la tête et regardez entre les mains, au-delà de l'avant du tapis.
- Sur l'expir, soulevez les talons, fléchissez doucement les genoux et ramenez les pieds vers les mains en sautant avec légèreté. ❸
- Cherchez l'équilibre sur les orteils en poussant les ischions vers les talons, puis, sur l'inspir, redressez lentement le dos en le déroulant vertèbre après vertèbre en partant du bassin. Lorsque les épaules sont à la verticale du bassin, joignez les mains en salutation devant la poitrine (voir Anjali Mudra, page 35), et enfin redressez la tête. ❹
- Tenez la posture sur plusieurs respirations profondes. Contractez le périnée et grandissez-vous bien pour que le poids du corps repose à peine sur les mollets. Goûtez le plaisir de cet équilibre.

LES EFFETS DE CET EXERCICE

- Il élimine les blocages dans les orteils.
- Il renforce les muscles des pieds.
- Il fait travailler la concentration et l'équilibre et redresse la posture.

Yoga Pilates : le plus de la pratique associée

L'équilibre s'améliore de façon sensible lorsqu'on travaille l'interaction des petits muscles de soutien internes par une pratique régulière du Pilates. Or, le fait de parvenir à garder l'équilibre, même dans une situation délicate, renforce la confiance en soi et donne du courage.

LES EFFETS DE CET EXERCICE

- Il redresse le bassin.
- Il améliore l'équilibre.

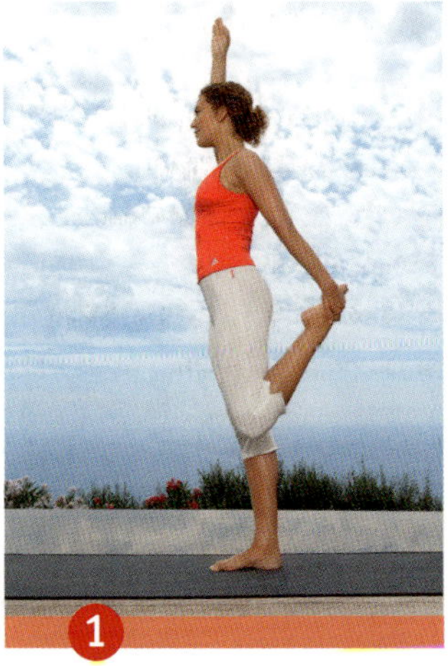

1

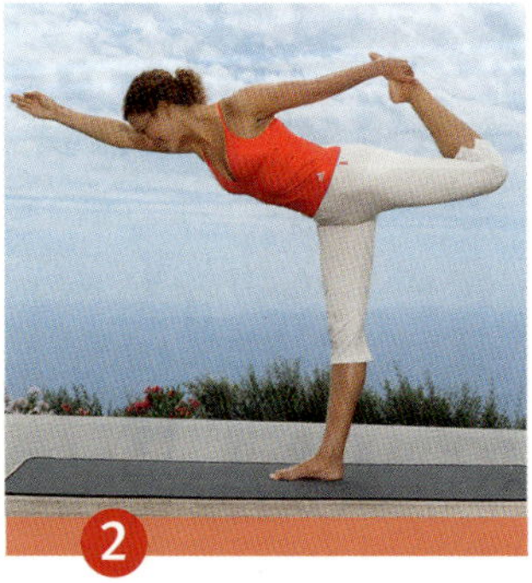

2

Le danseur (ou posture de Shiva)

- En position debout, sentez comme vous êtes relié à la terre par les orteils, la pulpe des pieds et les talons. Transférez le poids du corps sur le pied droit et étirez la jambe et la hanche droites.
- Saisissez le cou-de-pied gauche avec la main gauche et gardez les genoux joints. Poussez encore plus fort vers le haut sur la jambe droite, jusque dans la colonne vertébrale, et tenez-vous bien droit.
- Sur l'inspir, amenez le bras droit à la verticale en passant par l'avant. 1
- Tenez la posture pendant quelques respirations. Enracinez-vous dans le sol avec la jambe d'appui tout en poussant vers le haut pour vous grandir comme le ferait un danseur.
- Sur l'expir, abaissez le bras droit sur le côté. Lorsque la main droite est à hauteur de la pointe du pied gauche, reposez lentement le pied gauche au sol.
- Changez de côté.

Variante

- Prenez la posture du danseur, puis penchez le buste en avant. Repoussez le pied gauche vers l'arrière tout en le maintenant avec la main gauche. Jambe, buste et bras forment un arc. 2

Yoga Pilates : le plus de la pratique associée

Si le calme et la détente améliorent l'équilibre, les postures d'équilibre favorisent pour leur part la pleine concentration. Pour les travailler, procédez comme en Pilates : plaquez la sangle abdominale vers la colonne vertébrale et mobilisez la force qui se concentre au centre de votre corps.

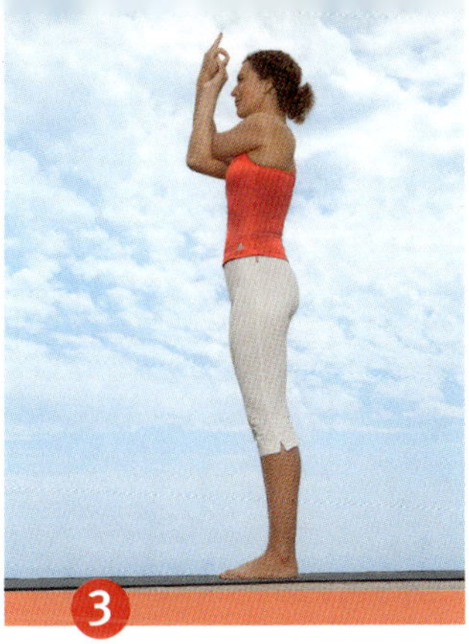

3

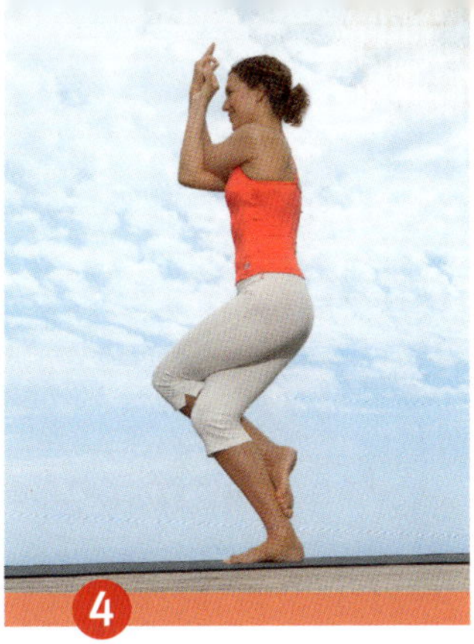

4

L'aigle

- En position debout, fléchissez le coude gauche et amenez-le le plus loin possible au-dessus du droit. Pivotez les avant-bras de façon que les paumes des mains se touchent. Les mains, en Jnana Mudra (voir page 34), sont à hauteur du front. ❸
- Transférez le poids du corps sur la jambe droite, croisez la jambe gauche le plus haut possible sur la cuisse droite. Fléchissez ensuite doucement la jambe droite et continuez à enrouler la jambe gauche autour de la droite de façon que le pied gauche repose sur le mollet droit. Ne pivotez pas le bassin, qui reste bien aligné. ❹
- Tenez la posture de l'aigle pendant plusieurs respirations. Détendez bien le haut du dos, de façon que les omoplates s'écartent légèrement, et efforcez-vous de trouver l'équilibre : stabilisez-vous en mobilisant votre pouvoir de concentration et grandissez-vous.
- Changez ensuite de côté.

Yoga Pilates : le plus de la pratique associée

Appliquez le principe du Pilates concernant l'ouverture du corps tant dans la largeur que la longueur (voir page 10). Pour ce faire, poussez le sommet du crâne vers le haut, et le bassin vers l'arrière et vers le bas, et veillez à la régularité du souffle et à la concentration du mental, qui sont deux éléments clés.

LES EFFETS DE CET EXERCICE

- Il étire les épaules et le côté extérieur des cuisses.
- Il écarte l'espace entre les omoplates.
- Il équilibre les deux hémisphères cérébraux.

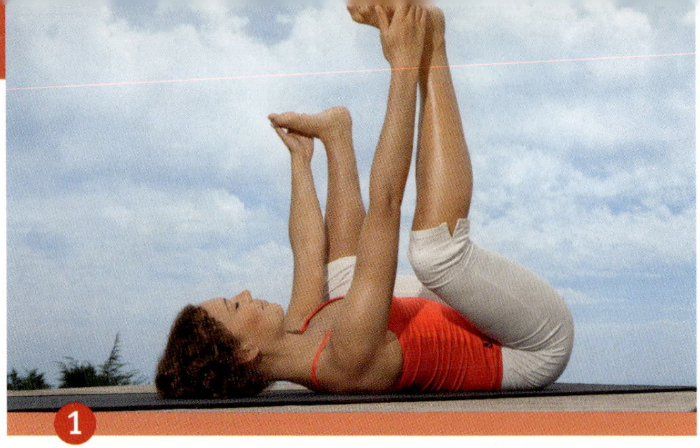

L'araignée

- Allongez-vous sur le dos, les jambes fléchies, les pieds décollés du sol, les genoux écartés d'un peu plus que la largeur de votre cage thoracique.
- Saisissez la plante des pieds par l'intérieur ou l'extérieur et gardez les jambes perpendiculaires au sol, les pieds à la verticale des genoux. 1
- Sur l'expir, tirez doucement sur les pieds de façon à pousser les genoux et les cuisses vers le sol, de part et d'autre du buste.
- Au fur et à mesure que vous sentez votre sangle abdominale se détendre, laissez tomber le sacrum vers le sol.
- Poussez les ischions vers le bord inférieur du tapis et le sommet du crâne vers le bord supérieur. Appréciez l'étirement de la colonne sur toute sa longueur et la sensation d'espace au niveau de la taille.
- Restez ainsi tant que la posture vous est agréable. Un léger balancement à droite et à gauche peut amener le corps à lâcher prise encore davantage.

Les effets de cet exercice

- Il étire doucement les hanches ainsi que les muscles de l'intérieur et de l'arrière des cuisses.
- Il détend les lombaires.

Yoga Pilates : le plus de la pratique associée

Dans les postures que l'on tient un certain temps comme l'araignée, faites l'expérience du lâcher prise : acceptez les choses comme elles sont, jouez comme un bébé avec vos pieds et laissez tomber vos flancs vers le sol. Cette détente en conscience favorise aussi le centrage cher au Pilates.

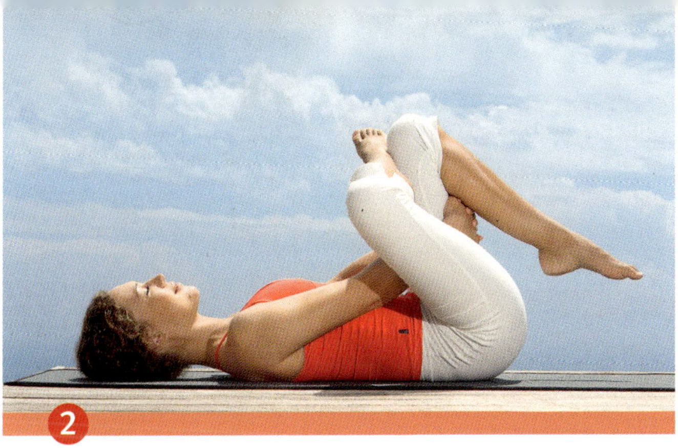

Le berceau

- Allongez-vous sur le dos, les jambes fléchies, les pieds posés au sol. Posez l'extérieur de la cheville droite sur la cuisse gauche, puis, sur l'expir, plaquez la sangle abdominale contre la colonne vertébrale, décollez les pieds du sol et soulevez les jambes.
- Saisissez la cuisse gauche avec les deux mains, en glissant la main droite entre les cuisses.
- Tirez doucement la jambe gauche vers le buste tout en ouvrant la jambe droite. ❷
- Maintenez la cheville droite immobile pour étirer plus efficacement la hanche et protéger les ligaments de l'articulation tibio-tarsienne.
- Tenez la posture pendant plusieurs respirations. Prolongez l'expir de plus en plus et laissez s'échapper toutes les tensions.
- Changez ensuite de côté.

Les effets de cet exercice

- Il étire en douceur les muscles profonds des hanches.
- Il ouvre le bassin.
- Il élimine les tensions des lombaires.

Yoga Pilates : le plus de la pratique associée

Le Pilates se pratique en mobilisant fortement le centre du corps, ce qui nécessite souvent de bien détendre les fessiers. La posture du berceau améliore la coordination musculaire, elle dissout les tensions, ouvre et desserre, tout en laissant libre cours aux émotions, qui restent souvent bloquées au niveau du bassin.

LES EFFETS DE CET EXERCICE

- Il étire les côtés extérieurs des cuisses et des hanches.
- Il élimine les blocages vertébraux.
- Il rééquilibre les deux côtés du corps.
- Il approfondit la respiration.
- Il a des effets régulateurs sur les organes internes.

L'aigle en torsion allongée

- Allongez-vous sur le dos, les bras en croix, les mains légèrement en dessous de la ligne des épaules, les jambes tendues à la verticale. 1
- Croisez la cuisse gauche le plus haut possible sur la droite. Fléchissez le genou droit et enroulez la jambe gauche autour de la droite, jusqu'à ce que le cou-de-pied gauche repose sur le mollet droit. 2
- Posez le pied droit au sol. 3
- Appuyez doucement le pied droit sur le tapis de façon à soulever légèrement le bassin et à le reposer un peu plus loin sur la gauche.
- Soulevez un tout petit peu la tête, pivotez-la vers la gauche et reposez-la. Imaginez que votre oreille gauche est devenue très lourde, entraînant tranquillement votre tête dans cette rotation dans le sens inverse des jambes. 4
- Restez dans cette torsion pendant plusieurs respirations profondes. Portez votre attention sur l'extrémité inférieure de

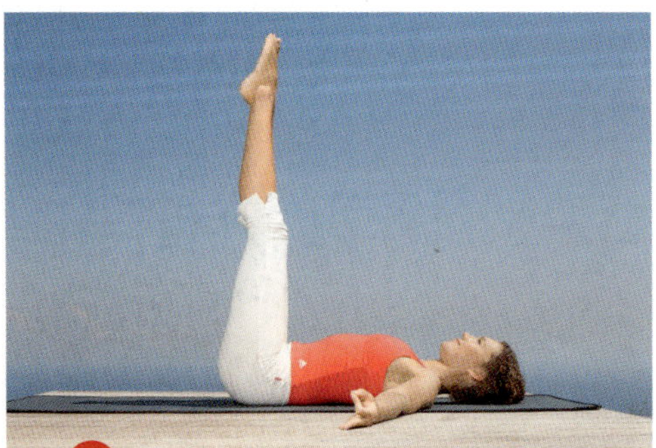

1

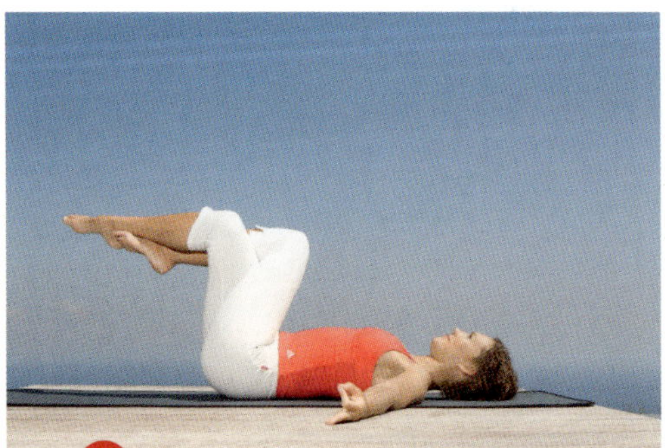

2

votre colonne vertébrale et remontez mentalement le long de sa face intérieure. Chacune de vos vertèbres participe à cette torsion harmonisante. Goûtez le plaisir que vous procure cet étirement de la colonne et le lâcher prise qui rend votre corps agréablement souple et mobile dans cette posture.

- Pour quitter la posture, roulez sur le dos et ramenez la tête au centre. Appuyez un peu sur le pied droit pour recentrer le bassin sur le tapis et posez le pied gauche à côté du droit.
- Changez de côté.

CONSEIL

- Glissez un coussin sous le genou fléchi pour pouvoir laisser tomber tout le poids de la jambe et renforcer ainsi l'étirement musculaire.

Yoga Pilates : le plus de la pratique associée

Si le Pilates fait beaucoup travailler les muscles profonds de la colonne vertébrale, les étirements en torsion que proposent certaines postures de yoga en sont un complément aussi efficace que pertinent.

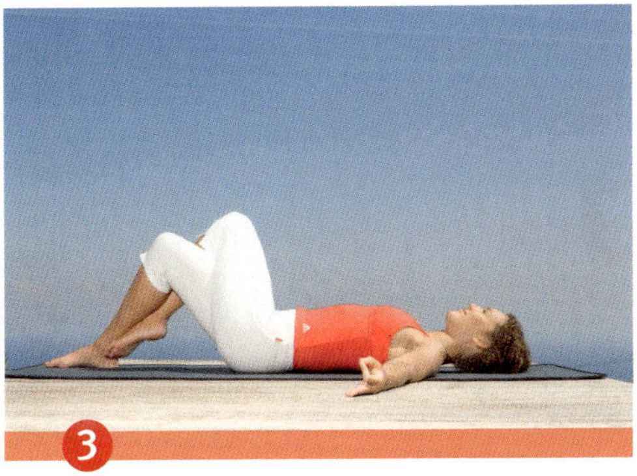

3

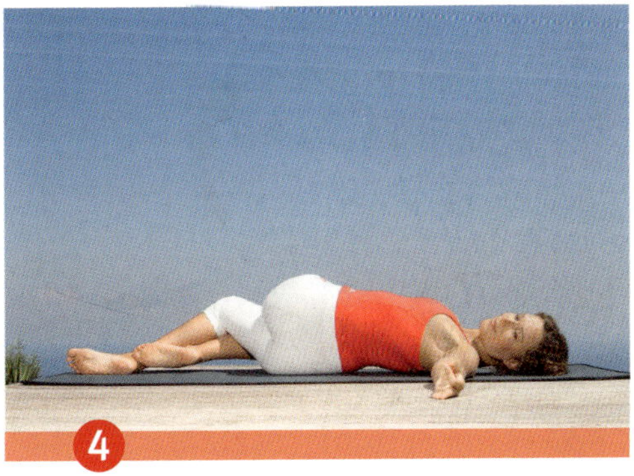

4

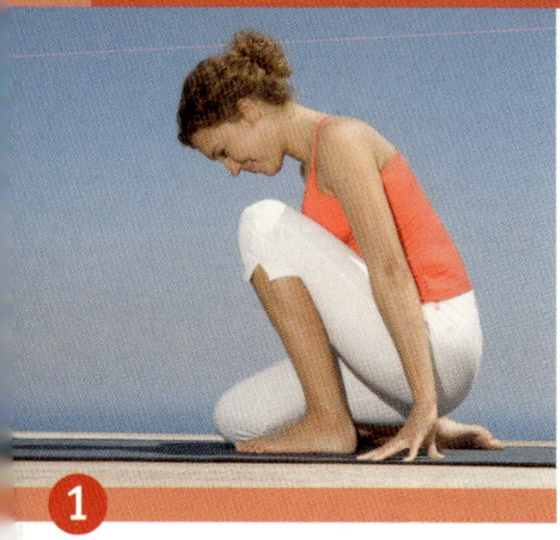

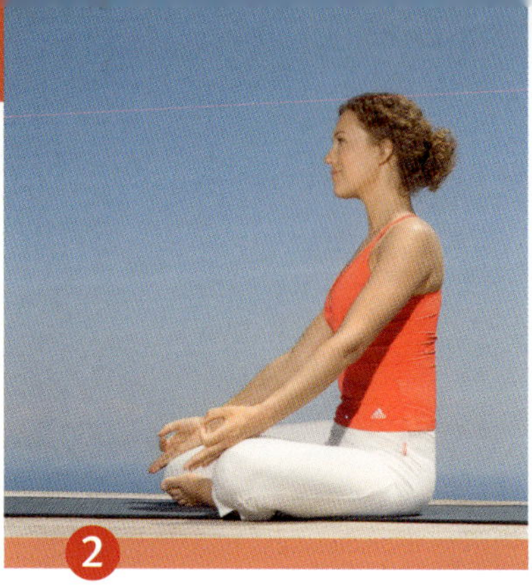

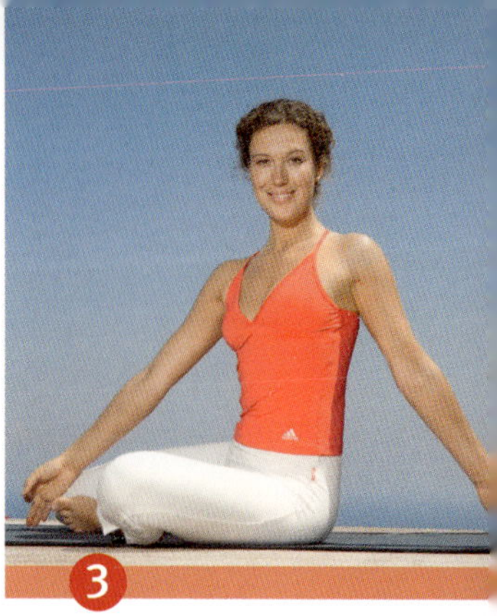

LES EFFETS DE CET EXERCICE

- Il rééquilibre les deux côtés du corps.
- Il redresse la posture.
- Il stimule l'activité des organes internes.
- Il libère les articulations des hanches.

La tortue en torsion assise

- À partir de la position assise sur les talons, amenez le pied gauche en avant et posez-le contre le genou droit en ouvrant légèrement la jambe. 1
- Sur l'expir, poussez le bassin vers l'arrière et asseyez-vous à gauche de la jambe droite. Posez la plante du pied gauche contre la cuisse droite, ouvrez la cuisse gauche et laissez retomber le genou gauche vers le sol. Sur l'inspir suivant, étirez bien la colonne vers le haut, vertèbre après vertèbre. 2
- Sur l'expir, pivotez le dos en spirale vers la gauche à partir de la base de la colonne vertébrale. Abaissez les épaules et tirez-les vers l'arrière. 3
- Posez le dos de la main droite sur le côté extérieur de la cuisse gauche. Sur chaque inspir, grandissez-vous, et sur chaque expir, allez plus loin dans la torsion.
- Poursuivez ainsi quelques respirations, puis changez de côté.

Yoga Pilates : le plus de la pratique associée

Vous tournez votre regard vers l'intérieur pour développer la conscience que vous avez de vous-même et de votre corps, à la façon d'une tortue qui se retire dans sa carapace. Ce repli conscient sur vous-même vous apporte peu à peu un calme et une sérénité qui vous permettront d'aborder le quotidien, et donc aussi votre pratique de Pilates, en étant plus détendu.

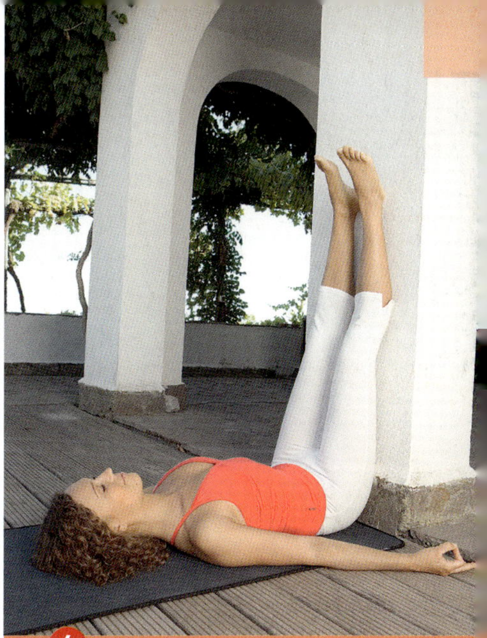

4

Détente pour les jambes

- ➤ Posez votre tapis de yoga au pied d'un mur, et asseyez-vous de côté de façon à plaquer vos fesses au mur.
- ➤ Roulez sur le dos, montez les deux jambes à la verticale, contre le mur, les fessiers toujours bien plaqués au mur. Les jambes sont détendues.
- ➤ Trouvez une position agréable pour les bras, laissez les épaules s'enfoncer dans le sol. Joignez doucement le pouce et l'index de chaque main en Jnana Mudra (voir page 34). 4
- ➤ Laissez peser la tête, les épaules, le dos et le bassin de tout leur poids sur le tapis. Écoutez votre respiration qui se calme. Appréciez la perspective nouvelle que vous offre cette position inversée.
- ➤ Pour quitter la posture, décollez les jambes du mur, puis roulez à nouveau sur le côté.

LES EFFETS DE CET EXERCICE

- Il stimule en douceur le retour veineux.
- Il calme et détend.

Yoga Pilates : le plus de la pratique associée

Dans de nombreuses traditions de yoga, cette posture inversée est considérée comme la plus puissante de toutes. Si vous devez parfois renoncer à votre pratique de yoga par manque de temps, certains instructeurs vous conseillent de prendre alors au moins cette seule et unique posture. Du fait de la détente qu'elle vous apporte, vous pourrez par ailleurs plus facilement atteindre le niveau de concentration qu'exigent les exercices de Pilates.

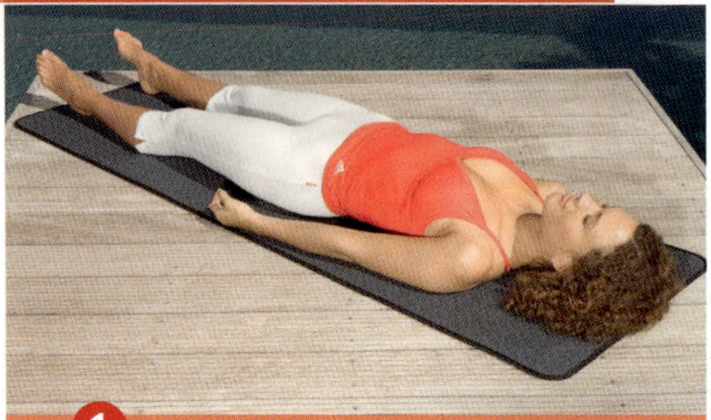

1

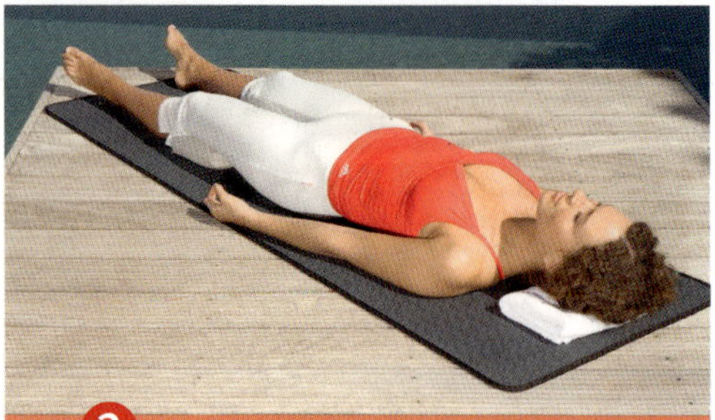

2

LES EFFETS DE CET EXERCICE

- Il ralentit le pouls et la respiration.
- Il diminue le stress.
- Il clarifie le mental.

Détente en position allongée

- Allongez-vous sur le dos, les jambes détendues et légèrement écartées. Laissez retomber les pieds de chaque côté et les jambes peser lourdement sur le tapis. Écartez légèrement les bras du corps, les paumes tournées vers le haut, les épaules confortablement étalées au sol. 1
- Si cela est plus agréable pour vous, vous pouvez glisser un coussin sous votre tête ou encore sous vos genoux. 2
- Fermez les yeux. Sur l'expir, laissez votre corps s'enfoncer encore plus profondément dans le sol.
- Observez votre respiration qui se fait de plus en plus calme.
- Votre corps est immobile, votre mental aussi est calme, vous vous repliez dans votre espace intérieur, au milieu du crâne. Laissez tout simplement filer toutes les pensées qui surgissent, sans leur accorder la moindre attention.
- Pour quitter la posture, prenez quelques respirations plus profondes. Commencez ensuite à remuer doucement les doigts, les orteils, les pieds. Roulez sur un côté, puis venez en position assise.

CONSEIL

- Si vous ne vous sentez pas très bien sur le dos, vous pouvez aussi pratiquer cette relaxation en position allongée sur le ventre. 3

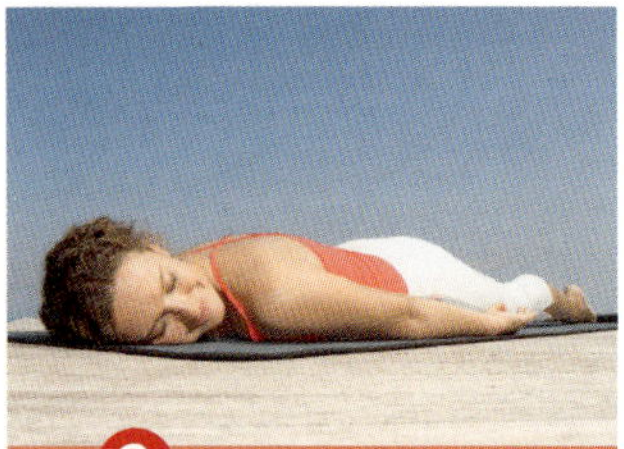

3

Yoga Pilates : le plus de la pratique associée

La relaxation consiste à éliminer toutes les tensions superflues. Il en résulte une meilleure activité musculaire et cérébrale, qui permet d'aborder les mouvements avec une concentration accrue : c'est idéal pour le yoga et le Pilates, certes, mais aussi dans la vie quotidienne.

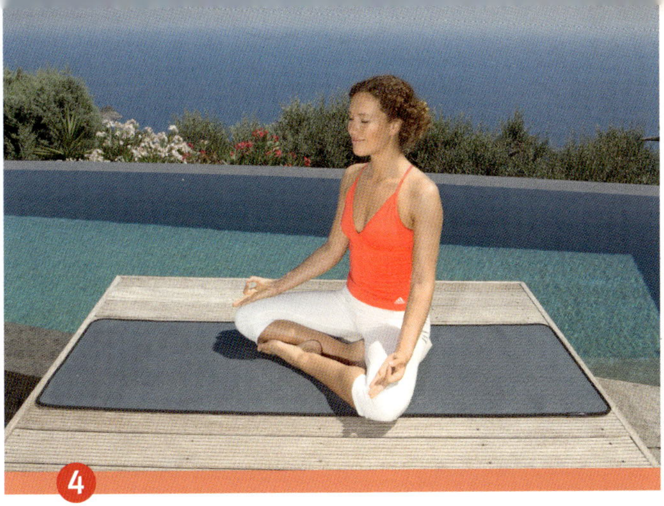

4

Méditation du cœur

- Asseyez-vous sur un coussin, les jambes croisées, les mains posées sur les cuisses. L'index et le majeur se touchent en Jnana Mudra (voir page 34). 4
- Portez votre attention sur la région du cœur. Observez les mouvements doux et subtils qu'y produit la respiration. Reliez-vous aux qualités et sentiments qui habitent votre cœur : la joie, la compassion, la bonté, l'amour... Plongez dans les énergies qui circulent au plus profond de votre cœur. Laissez-vous envahir de plus en plus par l'énergie de votre cœur.
- Restez relié ainsi intérieurement à votre cœur lorsque, au bout de quelques minutes, vous quittez lentement votre état de méditation.
- Pour terminer, joignez les mains en salutation devant la poitrine (Anjali Mudra, voir page 35).

LES EFFETS DE CET EXERCICE

- La méditation modifie les flux cérébraux de façon durable et positive. Cet effet n'est pas seulement subjectif, il a été scientifiquement prouvé.

Yoga Pilates : le plus de la pratique associée

La méditation est un voyage paisible à l'intérieur de soi-même, vers une meilleure connaissance de soi, ce qui va bien au-delà de la concentration mise en œuvre pour la pratique du Pilates. Sachez néanmoins que les exercices physiques constituent la préparation idéale pour atteindre un niveau plus profond de méditation.

Index

A

Abdominaux 20
Ahimsa 14
Aigle 67
Aigle en torsion allongée 70
Alignement du corps 10
Anjali Mudra 35
Araignée 68
Asana 11
Avancés 17

B

Bassin 26
Berceau 69
Blocages 15
Bonheur 13
Brahamacharya 14

C

Cage thoracique 25
Cancan 56
Centrage 10, 16, 22, 29
Centre du corps 8, 28, 29
Cercle des deux jambes / *Double leg circle* 42
Cercle du buste / *Ribcage circle* 47
Chameau 64
Chien qui s'étire 61
Cobra 62
Colonne vertébrale 10, 27
Comportement éthique 13
Concentration 9
Conscience 11
Conscience du corps 9, 12
Contracter et relâcher 23
Contrology 8
Croisé coude-genou / *Criss cross* 49

D

Danseur 66
Débutants 15, 17
Demi-pont / *Bridging* 50
Détente en position allongée 74
Détente pour les jambes 73
Détente 10, 16, 23, 73, 74
Douleurs 17

E

Élévation latérale de la jambe en abduction / *Side-kick abduction* 54
Élévation latérale de la jambe en adduction / *Side-kick adduction* 55
Enroulé-déroulé / *Roll-up* 53
Enroulé-déroulé contrôlé / *Assisted roll-up* 52
Enroulement de la colonne / *Roll-down* 27
Enroulement de la colonne / *Curl-down* 51
Équilibrage du bassin 40
Équilibre sur les orteils en position accroupie 65
Étoile 31
Expiration renforcée 20
Extension des bras / *Ribcage arms* 44
Extrêmes 14

H

Harmonie 12, 15
Hatha yoga 11, 12
Hauteur et largeur 10
Holistique 15

J

Jnana Mudra 34

L

Libération spirituelle 13
Lotus Mudra 34

M

Maîtrise 10, 15
Maîtrise et modération 14
Méditation du cœur 75
Mental et physique 11
Montagne 32
Mouvements 9
Mudras 16, 34
Musculature 24, 29

N

Nada Pasyanti 33
Namasté 35
Non-violence 14

O

Observer 11, 12

P

Patanjali 13
Physique et mental 11
Pilates 8, 38
Pilates, Joseph 8, 11
Polarités 12
Position de la tête 24
Position debout 32
Posture 24
Posture de l'enfant 60
Posture de Shiva 66
Posture habituelle 9, 15, 20
Posture Pilates 24
Pranayama 13
Pratique 16
Pratique avec le DVD 16
Principes de base du Pilates 9
Programme court 17

R

Relevé du buste / *Abdominal curl* 46
Relevé du buste en diagonale / *Curl-up diagonal* 48
Respiration 9, 11, 12, 20
Respiration alternée 23
Respiration par le nez 22
Respiration Pilates 20
Respiration Ujjayi 22
Respiration yogique 22
Rotation de la colonne / *Spine twist* 57

S

Samasthiti 32
Sampurna Mudra 34
Satya 14
Stabilisation du bassin 38
Sutras 13

T

Tortue en torsion assise 72

V

Vérité 14

Y

Yamas 13
Yin et yang 12
Yoga 8, 11, 60

Bibliographie et adresses utiles

AUX ÉDITIONS VIGOT

Fehrenbach L., *Enceinte et en forme(s)* (avec CD)
Hainbuch F., *Relaxation* (avec CD)
Mannschatz M., *Méditation* (avec CD)
Marckhgott B., *Pilates* (avec CD)
Meier N., Wolff C., *Cardio-Pilates* (avec DVD)
Trökes A., *Yoga* (avec CD)
Trökes A., *Yoga pour le dos* (avec DVD)
Winkler N., *Jambes, fessiers & abdos* (avec DVD)

ADRESSES UTILES

Les fédérations de yoga
Fédération Française de Yoga
11, passage Pierre Amelot - 75011 Paris
Tél. 01 47 00 26 12
www.yoga-paris.com

Fédération Française de Hatha-Yoga
50, rue Vaneau - 75007 Paris
Tél. 01 45 44 02 59

Fédération Nationale des Enseignants de Yoga
3, rue Aubriot - 75004 Paris
Tél. 01 42 78 03 05
info@fney.asso.fr

TriYoga®
Un seul instructeur certifié de TriYoga®
en France : Nina Tenkku
Nice - Tél. 04 93 04 47 15
Un forum de discussion sur la méthode Pilates
www.methode-pilates.com

Il n'y a pas de Fédération de Pilates en France, mais la référence reste :
Le Studio Pilates de Paris®
39, rue du Temple - 75004 Paris
Tél. 01 42 72 91 74
www.studiopilatesdeparis.com
Vous trouverez sur le site les adresses des studios affiliés dans le reste de la France.

SITE INTERNET DE L'AUTEUR

www.christiane-wolff.de (en allemand)

REMERCIEMENTS

Je tiens à rendre tout particulièrement hommage à la grande Kali Ray, fondatrice du TriYoga®, dont le style m'a profondément influencée. Par ses excellents enchaînements dynamiques, la pertinence de son système et son arrière-plan philosophique, le TriYoga® a en effet largement inspiré mon approche personnelle du yoga, mon travail thérapeutique et mon enseignement. Ainsi, les enchaînements que propose cet ouvrage allient la dimension physique, la puissance très masculine de la méthode de Joseph Hubertus Pilates à l'approche très féminine d'une grande yogi encore en vie. Je remercie également tous les instructeurs de TriYoga® qui m'ont familiarisée avec cette forme de yoga et auprès desquels j'ai tellement appris.

Christiane Wolff

Dans la collection Énergie & Sérénité

1 livre + 1 CD ou DVD pour bénéficier des cours d'un professeur à domicile !

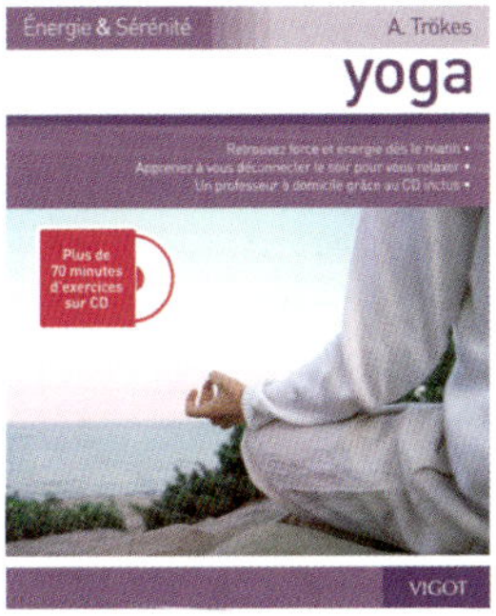

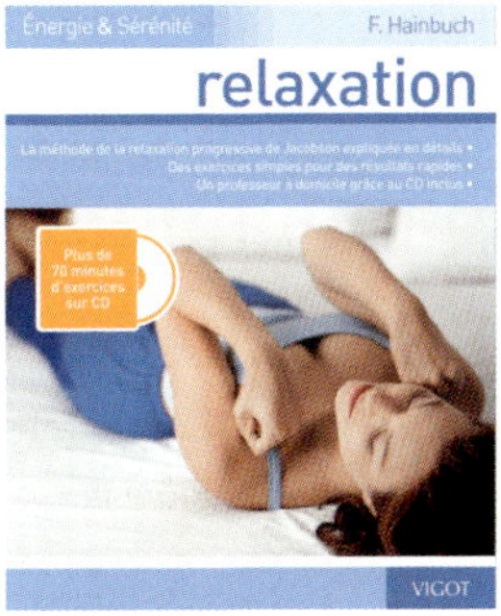

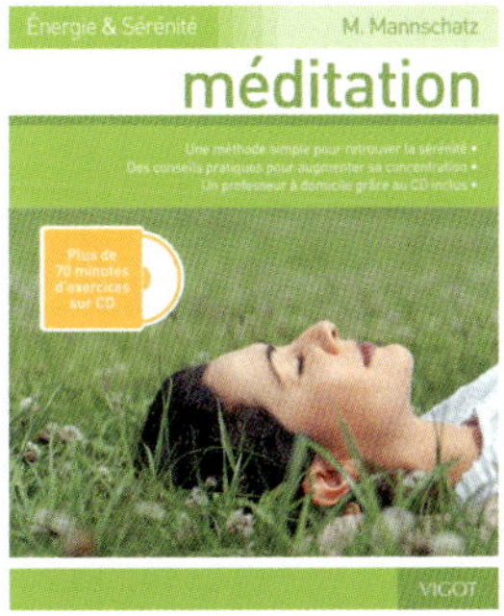

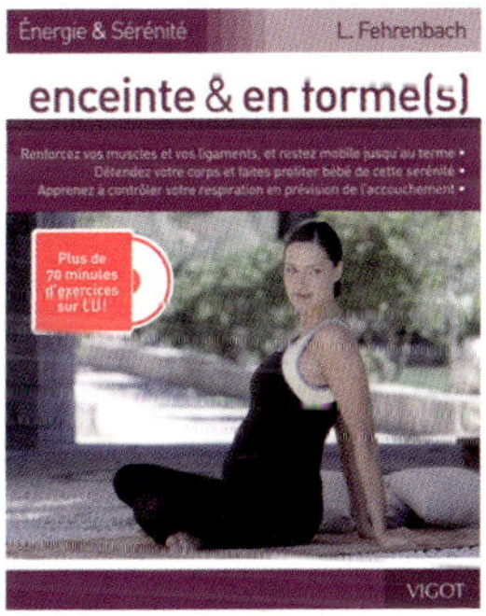

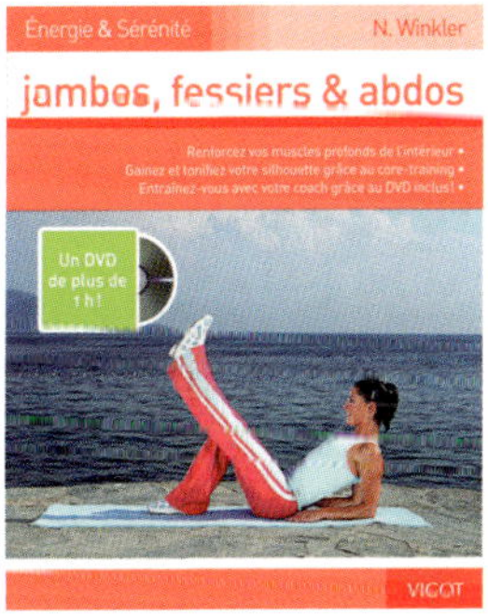

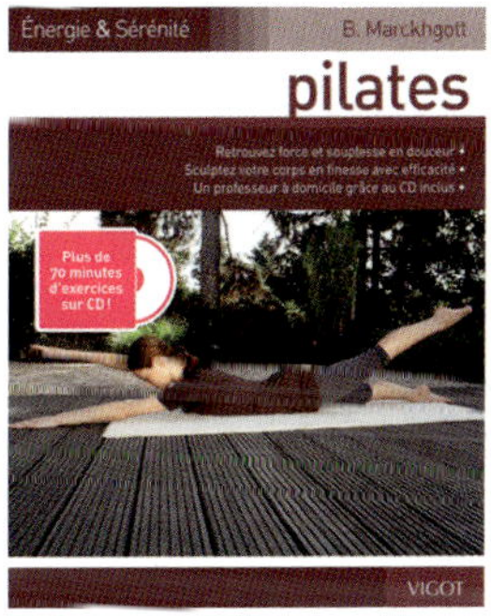

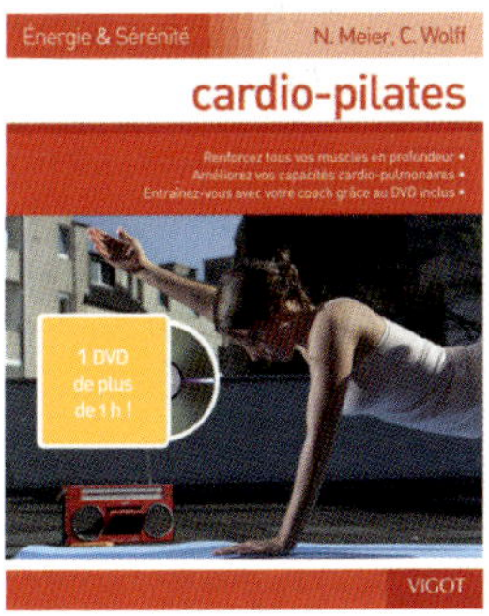

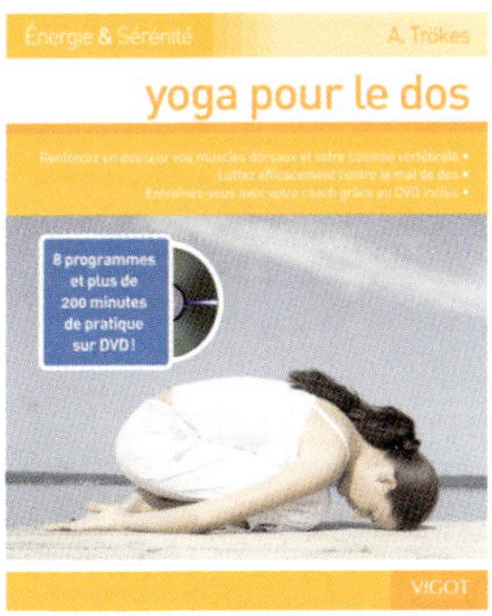

Pour retrouver votre énergie et cultiver votre sérénité, vous trouverez dans ces ouvrages :

- Les principes de base — expliqués simplement et sans détours.
- La description des exercices — précise et détaillée.
- Un professeur particulier sur le CD ou le DVD — très motivant.

VIGOT

Crédits photographiques
Kay Blaschke, Munich.

DVD
Produit par Unit Production Media Company, Heidelberg.

Voix : Colette Sodoyez.

Version française réalisée par Dub Fiction, Bruxelles.

Avertissement
Les conseils, informations et enseignements contenus dans le présent ouvrage sont le fruit de l'expérience de l'auteur, et ils ont tous été soigneusement mis en pratique et vérifiés. Tous les exercices ont été sélectionnés après avoir fait leurs preuves dans la pratique. Ils sont conçus pour des personnes présentant une condition physique normale. Il est cependant de la responsabilité du lecteur de décider de la fréquence ou de l'exécution des exercices. En cas de doute, consultez impérativement un médecin. Par ailleurs, comme pour toute forme d'exercice, il est conseillé d'avoir l'aval de son médecin avant de commencer. Ni l'auteur ni l'éditeur ne sauraient être tenus responsables quant aux éventuels préjudices ou dommages qui pourraient découler de la mise en œuvre des conseils pratiques proposés dans cet ouvrage, ni, bien sûr, en cas d'interprétation erronée.

Traduit de l'allemand par Ghislaine Tamisier

Principe de maquette : independent Medien-Design, Claudia Ehrl, Claudia Hautkappe, Munich.
Adaptation et mise en page : Les PAOistes
Couverture : modzilla!

23, rue de l'École de médecine, 75006 Paris.
ISBN : 978-2-7114-2072-8
Dépôt légal : janvier 2010

Achevé d'imprimer par Print Consult à Munich en Allemagne.